啄木鳥檢查法 ［最新修訂版］

神經痛
治療法

高雄七賢脊椎外科醫院 副院長

蔡東翰 醫師 ── 著

這裡麻、那裡痛，
無法確定哪裡有問題？
神經外科權威醫師，
教你從肌腱反射分辨病灶來源，
學會自我檢測，避免病急亂投醫。

晨星出版

啄木鳥檢查法 ［最新修訂版］

神經痛治療法

高雄七賢脊椎外科醫院 副院長

蔡東翰 醫師 —— 著

望聞問切
四診合一
宜古宜今

晨星出版

看診的開始即是微創手術的開始

「疼痛」繼「體溫」、「心跳」、「血壓」、「呼吸」之後，正式被納入為第五項生命徵象（vital sign）。一般人只要是生病了，絕大部分都會合併有疼痛的問題。同樣的，醫師在治病的同時，也要處理病人疼痛的困擾，然而尋找疼痛的來源（pain generators），可說是醫師最重要的課題。

早期科技不像現在這麼發達，尋找疼痛的根源，完全要透過「望」、「聞」、「問」、「切」的四個手段，綜合判斷，「四診合一」揪出疼痛的「害蟲」，古今中外皆然，這些檢查的方式可謂是前人留下來的重要資產。

隨著時代的進步，雖然診斷工具的科技愈來愈發達，愈來愈好用，大大提高了診斷的正確率。然而傳統的望聞問切並無法被這些高科技的診斷工具所取代，反而是更能相輔相成，歷久彌新，不可偏廢。

蔡東翰醫師利用深入淺出，提綱挈領的方式，把複雜的神經理學檢查的原理及手法，簡化成簡單的口訣，介紹給一般民眾，讓一般民眾也能一睹其中的奧祕而且一學就會。更值得一提的是，他致力於推廣 Hoffman's sign（抓螃蟹）的手法，讓一般民眾

可以自我檢查，檢查自己是否有嚴重的頸椎脊椎神經病變，非常的實用。

微創手術是目前最流行的手術方式，蔡醫師對於微創手術的看法，認為微創手術並非單單只是手術本身的過程，必須是以精準、精確的診斷為基礎，當病人走進入診間，「開始看診就是微創手術的開始」，並非只是傷口小就叫做微創手術。

除此之外，本書利用了一些篇幅來矯正一般民眾常見的錯誤的醫學知識跟觀念，縮短了醫病之間的距離，促進良性的溝通，進一步減少醫療糾紛。

七賢脊椎外科醫院為全臺第一家脊椎手術的專科醫院，除了致力於手術精進與創新，更肩負著與大眾的溝通與醫學知識的推廣，希望能藉由本書拉近與大家的距離，提高服務的品質以及醫療業務的滿意度。希望各位讀者會有所收穫。

黃旭霖

七賢脊椎外科醫院　院長

人人都要學的啄木鳥神經檢查法

對一般人來說，神經系統疾病是麻煩、很難察覺且治療困難。在觀念上，它和一般的疾病比起來，有著一定程度的「神祕色彩」。但這本書，卻將神經系統疾病做了最簡單、最詳實的初步說明。

本書將全身的神經系統劃分成四大區塊，每個區塊再進一步分成「中樞神經」及「周邊神經」兩大系統，透過類似中醫「望聞問切」的方式，不需要依靠任何昂貴的儀器，就可以成功找出病灶的位置。

此外，書裡更提出四句簡單的口訣──「摳指刮腳，敲肘膝」、「腦頸胸腰比大小」、「腦臉頸手胸體腰下肢」、「中上周下心中明」方便記憶的心法，真的是一套非常實用且簡單易學的神經定位方法，很快就可以上手，實際運用於生活中。

就如本書一開始說的，「『Location, Location, Location』是房地產的三大鐵律，同時也是診斷神經系統疾病的最基本原則。」

蔡東翰醫師利用這個極生活化的共同點，嘗試以輕鬆的口吻、簡單的方法，把非常複雜的神經學定位理論，以及豐富臨床實際運用的心得，綜合成所謂的「啄木鳥神經檢查法」。

學會了這一套「啄木鳥神經檢查法」，不僅可以初步掌握自己的病情，方便跟醫師溝通，減少誤診的機會，特別是在目前「候診三小時，看診三分鐘」的醫療現況下，促進良好的醫病關係，增加病患就醫的參與感，有非常大的助益。

　　蔡醫師在忙碌的醫療工作之餘，還能毫不保留把平常看病的技巧，寫成這本極為實用的工具書，非常適合各個年齡層閱讀、學習，而且真的一點都不難。本書圖文並茂，一學就會，非常值得推薦，相信這本書必定能為社會帶來正向的力量。

蔣孝嚴

前中國國民黨　副主席

及早發覺症狀，掌握治療先機

　　本書是由蔡東翰醫師累積了二十多年來在門診教學，病房迴診及臨床實務經驗激發出來的創作。獨創的「啄木鳥神經檢查法」，利用簡單口訣及扣診鎚的敲啄方式，把病灶做一個初步的定位，大綱式的定位出問題的區塊，可早期發現，早期治療，是一本非常適合醫學生、醫護人員及一般民眾建立初步神經理學檢查的書籍。

　　二十一世紀的今天，隨著生物科技的進展，醫學進步一日千里，從基因解碼、基因工程、幹細胞的運用，到現在的癌症免疫療法等，延長了人類的壽命。臺灣人平均壽命從一九四〇年的四十三歲到今日已超過八十歲，高齡化的健康問題日益嚴重，除了癌症之外，高血壓、高血糖、高血脂的三高問題，容易導致動脈硬化，進而造成腦中風。另外，因科技的進步、工作形態的改變、3C 產品日新月異及自然老化等，對於中樞神經及周邊神經系統都出現不同程度的影響，有時輕微的症狀容易讓病人忽視，錯失了治療的先機。所以，如何做好早期診斷，早期醫療更是刻不容緩，也是本書出版的目的。

蔡東翰醫師曾擔任輔英科技大學醫學檢驗生物技術系講師與國防醫學大學臨床助理教授，創新的教學方法讓學生受益良多，自身二十多年寶貴的臨床實務經驗，有技巧且耐心的傳授給醫學生。同時他也是國內知名的中風基因治療研究專家，多篇研究著作刊登於國際知名期刊。所謂「下醫醫病，中醫醫人，上醫醫國」，蔡東翰醫師不但醫病醫人，更分享獨創啄木鳥神經檢查法，仁心仁術，令人敬佩。

　　由於本書是第一本中文概念圖書，深知有所不周詳及無法符合所有讀者之學習需要，在此拋磚引玉，未來也請各位先進不吝給予意見，誠摯的感謝。

唐光生

輔英科技大學　醫學檢驗生物技術系　創系主任（86-88）

不再對神經醫學感到茫然的絕佳好書

　　神經是身體組織的溝通網路，醫師或病人本身能否看得懂神經網路及其相關問題，進而運用理學檢查對神經病灶位置作出判斷，攸關病人的正確診斷及治療效果。

　　身為神經外科醫師，體會到在學習神經學的過程中，有太多時候是茫然不知所措。當學生的時候，會試圖從參考書中找到啟發，但面對浩瀚的原文書與詳盡的翻譯書，似乎少了一個跨過鴻溝的橋梁。

　　縱使是已經熟悉的大綱，本書更精采的是，使用房地產常用的比喻來呈現，必然讓人一拿起就捨不得放下。它揭開了許多神經疾病的確切位置與迷思，更是解釋了不少初學者常常會碰到的難題，也再次提醒我們──神經科學必然中充滿的偶然與例外。

　　讀這本書，除了可以欣賞到雋永的文筆與精闢的見解外，文中使用的圖表與說明更是如此令人記憶深刻。

　　我忍不住想，雖然論述神經科學的種種重要現象，但豈不也是蔡副院長本人對於生命的深層體悟。

身為一名醫師，除了忙碌的門診、急診、手術、研究之外，還要在已經疲憊不堪、想休息的空檔，耗費長達兩年來構思章節內容。為了考慮讀者的理解程度，在錯綜複雜的神經科學中抽絲剝繭，試圖拼湊出一個完整客觀的神經科學故事，好讓讀者充分吸收其精華，藉由這座搭建的橋梁，一窺浩瀚的神經宇宙。

　　但要求完美的心還不只這樣，即使已經將神經科學講解的如此生動明白，還是有很多並非神經疾病，但卻是神經科門診常常會碰到的問題，也都通通納入此書的章節裡，讓想學習神經科學的讀者，可以快速獲得臨床經驗，也讓有同樣問題的病人，知道自己的問題為何，該如何處理解決。

　　在這本書中，我推薦你不僅要享受詼諧的論述與精闢的剖析，更要感受那種對於後進殷切期盼，知無不言，言無不盡的熱情，以及對真理追根究柢、對使命鍥而不捨的實踐精神。

盧智賢

嘉義陽明醫院神經外科　主治醫師

擷取神經理學檢查精華，
及早就醫與治療

　　現今社會普遍存在著久坐少動的工作特性，以及過度使用 3C 產品等現象，由於長時間頸部與腰部姿勢不良，容易導致骨刺形成，頸椎及腰椎椎間盤突出等疾病。而三高（高血壓、高血糖、高血脂）的盛行容易導致動脈硬化，繼而產生腦中風的症狀。有時候症狀輕微，容易被當事人或家人忽視，因而喪失了提早治療的良機。

　　「椎間盤突出症」以及「腦中風」是神經科門急診最常見的疾病，分別影響周邊神經系統及中樞神經系統。神經科的醫師素有醫界的福爾摩斯之稱，神經科專科醫師的口試，即是從病人的病史、神經理學檢查，去分析可能的病灶及處置方式，來決定是否通過的依據。

完整的病灶定位檢查法是十分專業複雜的檢查法，並不適合一般非醫療背景的大眾讀者。本書特別擷取其中的精華，亦即「啄木鳥神經檢查法」，提供一般民眾簡單分辨出常見神經性疾病的大概位置（周邊或中樞），並能夠察覺自己身體的異狀，提早就醫及治療，減少併發症的產生。

　　蔡束翰醫師是我的醫學系同學，為人謙和，除了精湛醫術外，對於推動一般民眾衛教活動更是不餘遺力。這本書希望能讓一般大眾對神經系統有進一步的了解，並藉由簡易的神經檢查法，達到預防保健的終極目標。

顏哲宏

嘉義陽明醫院神經內科　主治醫師

簡化病灶檢查，
以利早期發現與治療

　　本書將醫學上複雜的神經病灶定位檢查法（Neurological Localization），簡化為一個口訣（摳指刮腳，敲肘膝，腦臉頸手胸體腰下肢，腦頸胸腰比大小，中上周下心中明）、一根神經鎚（扣診鎚）及四個招式。只要記好書裡的口訣及四個招式，以及善用神經鎚，就能簡單、輕而易舉的分辨出常見的神經性疾病大概位置，也就是腦、頸、胸、腰四大區塊中的哪一區塊，保護自己、也幫忙醫師減少誤診的可能性，增進醫病良好的互動。

　　這種利用扣診鎚的敲啄方式，像啄木鳥一樣，把病灶做一個初步的定位，我把它命名為「啄木鳥神經檢查法」。「啄木鳥神經檢查法」最大的優點是可以透過這個方式，大綱式的定位問題區塊究竟是在腰椎、胸椎、頸椎還是大腦。但至於問題出在該部位的哪一節、哪一段、哪一區，就需要非常專業的醫護人員，透過進一步的檢查來做最後的判斷。不過，這並不是本書想要傳達的概念。

就如同我們常提及的「早期發現，早期治療」，這本書的目的只是希望能協助一般民眾，建立初步神經理學檢查的概念，並定位大部分常見的疾病，至少能達到輕易聽懂醫師病情解釋的效果，和醫師有良性的互動，也能夠避免病急亂投醫、看錯科別、掛錯號，還能夠確實避免掉一些不該犯的錯誤，而且成本相當便宜，只要備妥一根扣診鎚及學會這本書的內容就可以了，可說是 CP 值最高的理學檢查。

　　現在起，在家裡的急救箱中，也準備一根簡單的扣診鎚吧，讓它來協助大家更快速的找出自己身體不適的部位，及早就醫治療。

蔡東翰

七賢脊椎外科醫院　副院長

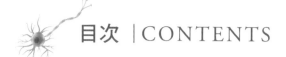

目次 | CONTENTS

第 1 章　**圖解神經系統，超好記** ⋯ 023

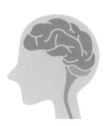

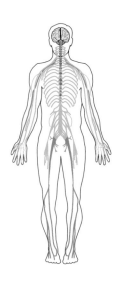

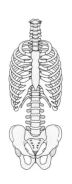

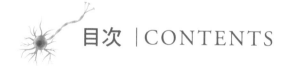

目次 ｜CONTENTS

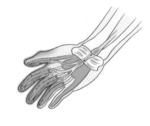

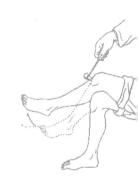

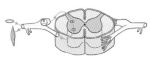

小兵立大功的啄木鳥神經檢查法

　　「Location, Location, Location」（地段、地段、地段），相信大家都聽過這個房地產的三大原則鐵律。而在神經醫學上，確認「Location」更是重要，只是神經醫學上的「Location」指的是「病因的位置」，也就是「病灶」。

　　就像房地產分成「蛋黃區」、「蛋白區」，依據解剖學的概念，我們也可以將神經系統簡單區分成「中樞神經」及「周邊神經」，中樞神經系統是蛋黃區，周邊神經系統是蛋白區。又若以病灶區分的話，則可以相對應分為「上運動神經元病灶」及「下運動神經元病灶」。

　　醫師在初次診療病人時，也是先區分出是中樞神經、還是周邊神經的問題。然後，再進一步為病人安排核磁共振檢查或神經傳導檢查，以便縮小範圍，找出精確的病灶位置。

　　「找出精確的病灶位置」是醫師的事，一般民眾只要知道，如何區分病灶是在中樞神經或周邊神經，就已經非常實用，更可以小兵立大功了。

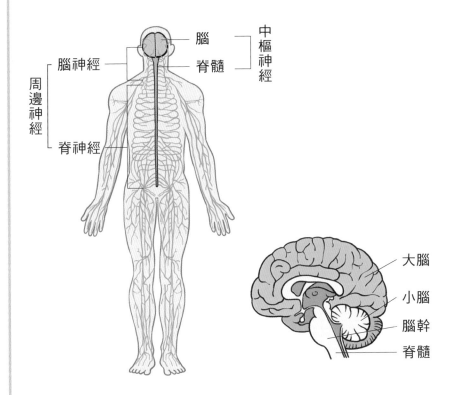

當運動神經元生病時或受傷時，我們可以利用神經學理論以及病人外顯的神經反射表現，區別出是上運動神經元病灶或是下運動神經元病灶，而間接推論出是中樞神經，還是周邊神經的問題。

房地產	神經系統	神經系統的病灶
蛋黃區	中樞神經	上運動神經元病灶
蛋白區	周邊神經	下運動神經元病灶

● 一分鐘就能大幅減少誤診的機率

正確診斷出病症的「Location」，也就是「病灶」，才不至於頭痛醫腳、腳痛醫頭，甚至造成誤診，讓病人開了不應該開的刀。可是每次門診時，醫師能夠診治每一位病人的時間只有短短幾分鐘，要在幾分鐘之內做出正確且完全沒有疏失的診斷，其實是滿困難的。一旦發生誤診或誤治，最終受害的還是病人本身。

一般民眾都知道這個道理，所以很多人經常會在就診前後把「功課做好、做足」。有的人在就醫後，上網查找資料或翻閱相關的書籍；有的人則是在就診前，先上網詢問「鍵盤醫師」，然後拿著這些聽來、問來，卻不知道有多少正確性的資料來「拷問」醫師。醫師們也會因為這樣的「不信任感」，明示暗示病人另尋「名（明）醫」，不敢再繼續為其看診，結果造成醫病關係緊張。

透過學會本書介紹的觀念之後，這些本來就不應該存在的問題，自然就會消失。因為民眾在就診前，若能對自己的「病灶」有基本的概念，不管在陳述病情時，或是和醫師的溝通上，就有相同的邏輯，互動也能更順暢且具信任感，對診斷和治療都有相當大的助益。

舉例來說，曾經有位病人因為右腳無力求診，核磁共振檢查也發現病人有骨刺壓到右腳神經，所以「很自然的」被當成一般的坐骨神經痛來治療。但經過一番折騰之後，最後的診斷竟然是腦部有腫瘤。類似這樣的情形，如果病人提早透過「啄木鳥神經檢查法」（以下皆簡稱為：啄木鳥檢查法）做自我檢查，就可以及早發現病因，不至於有這麼大的診斷誤差！發現病灶全程耗時不用一分鐘，套一句常聽到的廣告詞：「真是太容易、太好用了！」

　　這本書首先要讓大家**建立「上運動神經元病灶」及「下運動神經元病灶」的基本概念（心法）**。有了這個概念後，就可以輕易的避免像上述的個案狀況。

　　其次，要教大家學會透過「啄木鳥檢查」，也就是在醫學上所謂的「理學檢查」，區分出「上運動神經元」及「下運動神經元」的病灶。換句話說，要讓大家學會分辨自己的問題，究竟是出在腦子（中樞神經），還是腰椎神經（周邊神經）。

　　簡單舉例，如果是坐骨骨刺造成的下肢無力，這就是「下運動神經元病灶」，和腦瘤所造成的下肢無力「上運動神經元病灶」，兩者就有很大的不同。從檢查的操作面而言，我們只要透過啄木鳥檢查，從病人的**肌腱反射增強或減弱**，就可以區分出個案的下肢無力，是上運動神經元造成的，還是下運動神經元造成的。若同時有病態性神經反射的概念，譬如，腳底反射（Babinski's sign）或霍夫曼氏反射（Hoffman's sign），都可以幫助確認。

　　再舉一個更常見的例子。腰痛是再普遍不過的疾病。根據統計顯示，每個人一生中至少會發生兩次以上的腰痛。那你一定會這麼想，腰痛當然是治療腰椎囉！但其實有很多腰椎的疾病起因，卻是離得很遠的頸椎疾病造成的！也就是說，這時候腰痛最根本的治療方式不是從腰椎、而是從頸椎下手。

　　從上面的兩個例子來看，大家應該對「上運動神經元」及「下運動神經元」的差別有初步了解！在接下來的章節中，我們會一步步的學習本書最重要的「啄木鳥檢查法」。不過，一開始

我們還是要先對神經解剖有基本概念。

　　本書所提的神經病理學檢查的概念，是經過一再簡化後的方法，主要目的是讓一般民眾可以快速建立基本的概念，進而學習簡單好用的自我理學檢查。但就純學術的眼光而言，難免有一些疏漏，不夠嚴謹的地方，請各位讀者先進多包涵。

圖解神經系統，超好記

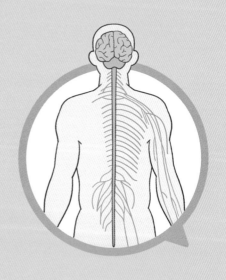

神經系統是什麼？

　　神經系統主要的功能，是將身體裡裡外外所接收到的各種刺激化為訊號，送回整合中心。這裡說的「整合中心」，指的就是我們的「中樞神經系統」。當訊號抵達中樞神經系統，中樞神經系統便會進行統合、研判，再做出命令，傳輸到身體各個部位，作出反應。

　　就像高速公路一樣，來自大街小巷來的車子從交流道上高速公路，南來北往。這時候，如果有某個路段發生車禍，訊號就會經由該路段處理車禍的單位，傳送到高速公路管理局。高速公路管理局在這裡便是扮演整合的角色，整合各地傳來的各種訊號，再傳至各路段上設置的電子看板或是廣播電臺，好讓駕駛人能在第一時間掌握消息，採取應變的措施。

　　試想，如果在臺南有車禍事故造成北上路段塞車，但高速公路管理局卻沒有將訊息上傳，此時北上的駕駛人便無法掌握即時狀況（也就是感覺異常）。又假設如果車禍事故的範圍太大，連南下的車道也受到影響，不管是南下或北上的訊息傳送受阻，駕駛人又無法得知即時路況的情況下，所有的車輛都會塞在高速公路上（肢體無力動彈不得），就和神經系統傳輸受阻，身體各部位就無法作出正確的反應一樣。

　　神經系統是由神經元和神經膠質所組成，它最主要的功能是控制肌肉的活動，協調各組織和器官，建立和接受外來的情報。同時，神經系統也是人體最重要的連絡和控制中心，它能測知環境的

人體的神經系統

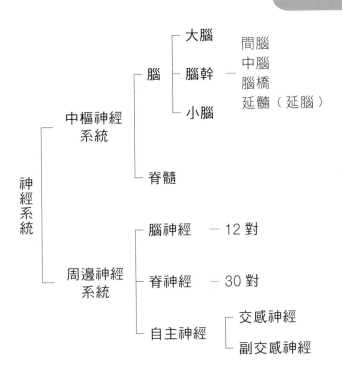

```
                              ┌ 大腦        間腦
                              │             中腦
                    ┌ 腦 ─────┤ 腦幹 ──────┤
          中樞神經   │         │             腦橋
          系統      ┤         └ 小腦        延髓（延腦）
                    │
神                  └ 脊髓
經
系        ┌ 腦神經  ─ 12 對
統        │
          │
          周邊神經  ┤ 脊神經  ─ 30 對
          系統      │
                    │         ┌ 交感神經
                    └ 自主神經 ┤
                              └ 副交感神經
```

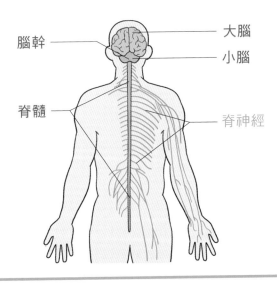

腦幹 —————— 大腦

—————— 小腦

脊髓 —————— 脊神經

變化，決定如何應付，並指示身體作出適當的反應來保護自己。另外，神經系統也讓我們具備有思考、記憶、情緒變化的能力。

　　一般神經系統大致可以分成中樞神經及周邊神經兩部分，接下來會分別講解兩部分各自負責的功能。

● 中樞神經系統──負責傳送信號

　　人體的神經系統以大腦、小腦、腦幹、脊髓（索）為中軸線，稱為「中樞神經系統」，我們把大腦、小腦、腦幹視為同一個單位，也就是「腦部」。簡單來說，**腦部跟脊髓（索）就是構成人體中樞神經系統的主要部分，也是神經組織最集中的部位。**

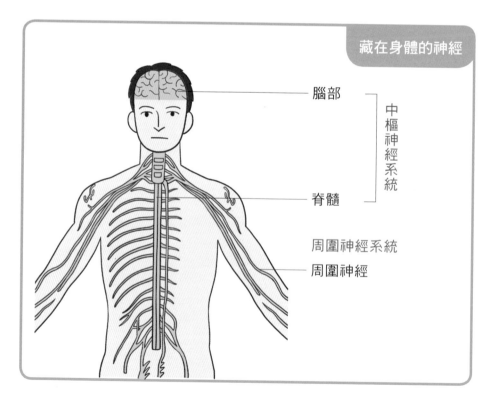

藏在身體的神經

腦部 ─┐
　　　｜中樞神經系統
脊髓 ─┘

周圍神經系統
周圍神經

　　中樞神經整個藏在顱骨、頸椎、胸椎，以及少部分腰椎、脊椎骨裡面，受到骨頭的保護。

【腦部】

　　包含大腦、腦幹和小腦三部分。大腦又分成左右兩個半球，分別管理人體不同的部位。一個正常成年人的大腦大約是 1.3 ～ 1.4 公斤重，其中包含了上千億的神經細胞和數兆的神經膠質細胞，外圍有顱骨保護著。

　　小腦在大腦的後下方，主要負責協調骨骼肌的運動，維持和調節肌肉的緊張，保持身體的平衡。腦幹分布著很多由神經細胞集中而成的神經核或神經中樞，負責連繫大腦、小腦和脊髓。

【脊髓】

　　脊髓長約 43 ～ 45 公分，重約 30 ～ 40 公克。為了保護和支撐脊髓，外圍則有長約 70 公分的脊椎骨。脊髓主要的功能是傳導功能，另一項則是反射功能。

● 周邊神經系統——中樞神經系統的傳令兵

　　周邊神經是由中樞神經再分出來更細小神經組織。大腦分出十二對腦神經。脊髓索（Spinal cord）分出三十對神經根，包含頸椎的部分有八對，胸椎的部分有十二對，腰椎的部分有五對，薦椎的部分有五對，總共有三十對。這些從頸椎到薦椎再分出來的較小神經，叫做「脊神經根」。

所以，從腦神經及三十對脊神經以下的細小神經，全部都稱為「周邊神經系統」。換句話說，**除了腦部及脊髓（索），全身其餘部分都叫做周邊神經系統。**

　　周邊神經系統也分成兩個部分：軀體神經系統及自主（律）神經系統。

　　軀體神經系統中的感覺神經負責將視覺、嗅覺、味覺、觸覺等資訊傳送到大腦或脊髓；而運動神經纖維則負責把中樞神經系統所下達的命令傳到骨骼肌，以產生所需的運動。

　　自主神經系統包含了交感神經系統及副交感神經系統，其功能為調控內臟平滑肌運動，以及內分泌腺體產生內分泌激素。為了單純化起見，自律神經系統並不在我們要介紹的範圍內，因為通常我們不會利用這個系統來做定位的應用。

　　腦部及十二對腦神經位於頭顱裡面，受顱骨的保護；脊髓索和三十對脊神經位於脊椎骨，受脊椎骨的保護。但要注意的是，脊髓索從頸椎到胸椎為止，腰椎以下就沒有脊髓索了，只有脊神經根而已。

　　其實，脊髓索的尾部會停止在哪個位置，因人而異，可能會在胸椎第十二椎，也可能在腰椎第二椎。但是為了方便記憶以及臨床上的運用，我們把它簡化當成：腰椎以下就沒有脊髓索了。

　　換個角度來說，從顱骨到胸椎骨最末端的第十二椎裡面的神經系統，都包含有中樞神經系統及周邊神經系統。而腰椎以下，包含薦椎及尾椎裡面的神經系統，就只有周邊神經系統，這是很重要的觀念，一定要熟記。

骨骼與神經系統

顱骨	前腦	（中樞）
	12 對腦神經	（周邊）
頸椎骨	頸段脊髓索	（中樞）
	8 對脊神經	（周邊）
胸椎骨	胸段脊髓索	（中樞）
	12 對脊神經	（周邊）
腰（薦椎）骨	10 對脊神經	（周邊）

軀體神經系統

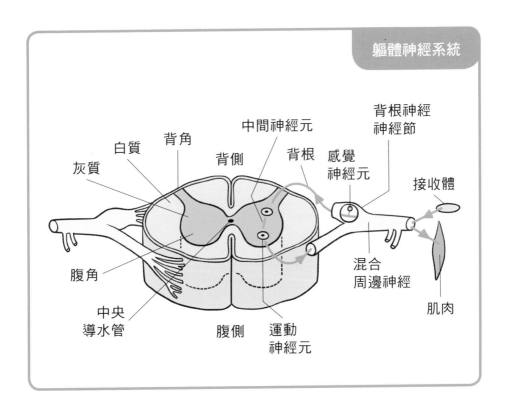

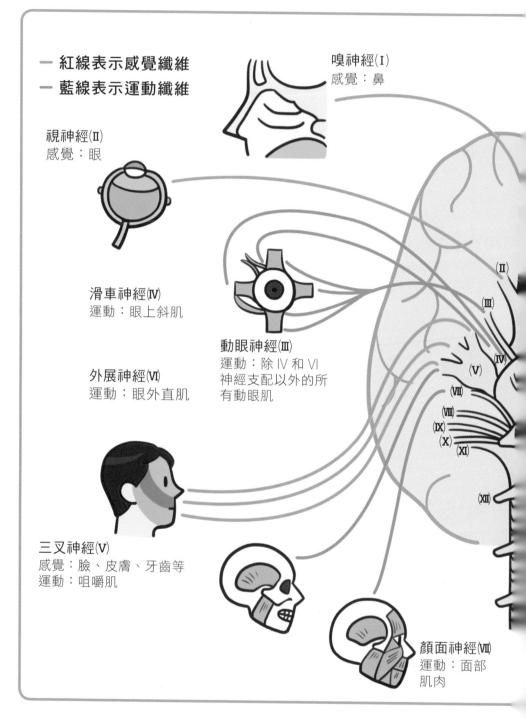

― 紅線表示感覺纖維
― 藍線表示運動纖維

嗅神經(Ⅰ)
感覺：鼻

視神經(Ⅱ)
感覺：眼

滑車神經(Ⅳ)
運動：眼上斜肌

動眼神經(Ⅲ)
運動：除 Ⅳ 和 Ⅵ
神經支配以外的所
有動眼肌

外展神經(Ⅵ)
運動：眼外直肌

(Ⅱ)
(Ⅲ)
(Ⅳ)
(Ⅴ)
(Ⅶ)
(Ⅷ)
(Ⅸ)
(Ⅹ)
(Ⅺ)
(Ⅻ)

三叉神經(Ⅴ)
感覺：臉、皮膚、牙齒等
運動：咀嚼肌

顏面神經(Ⅶ)
運動：面部
肌肉

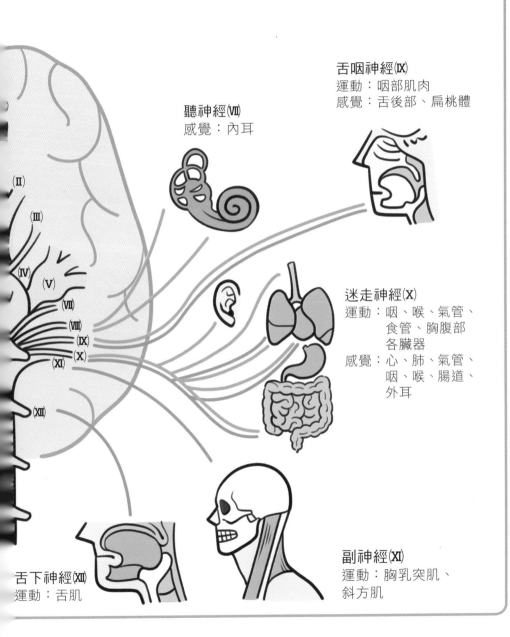

舌咽神經(IX)
運動：咽部肌肉
感覺：舌後部、扁桃體

聽神經(VII)
感覺：內耳

(II)

(III)

(IV)

(V)

(VII)

(VIII)

(IX)

(XI) (X)

(XII)

迷走神經(X)
運動：咽、喉、氣管、
　　　食管、胸腹部
　　　各臟器
感覺：心、肺、氣管、
　　　咽、喉、腸道、
　　　外耳

副神經(XI)
運動：胸乳突肌、
　　　斜方肌

舌下神經(XII)
運動：舌肌

因為脊髓索是一個連續性均質的神經組織，從外表沒辦法一小段一小段的定位出來，所以必須藉由脊椎骨一節一節才能清楚算出，譬如頸椎骨有七節，胸椎骨有十二節，每一節脊椎骨裡面都包含一小段的脊髓索以及一對脊神經根。所以，我們就利用脊椎骨的節數位置，來命名定位相對應的脊髓索及神經根，譬如「胸椎第四椎神經索腫瘤」，這樣就很清楚表達了腫瘤的位置。

　　簡單做個結論，**大腦腦幹及脊索（頸椎、胸椎），屬於中樞神經；腰椎及全部脊神經根以下（含）分出來再細小的神經，就叫做周邊神經。**

　　腦（中樞神經）發出十二對腦神經（周邊神經），負責臉部、眼、耳、鼻、舌、口的感覺與運動功能；脊髓發出三十對脊神經，負責人體軀幹與四肢的感覺、運動功能。

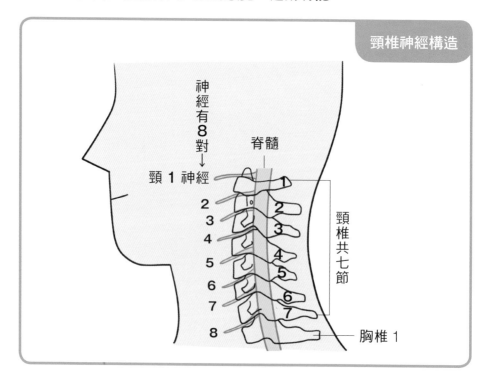

頸椎神經構造

神經有8對
↓
頸1神經
2
3
4
5
6
7
8

脊髓

1
2
3
4
5
6
7

頸椎共七節

胸椎1

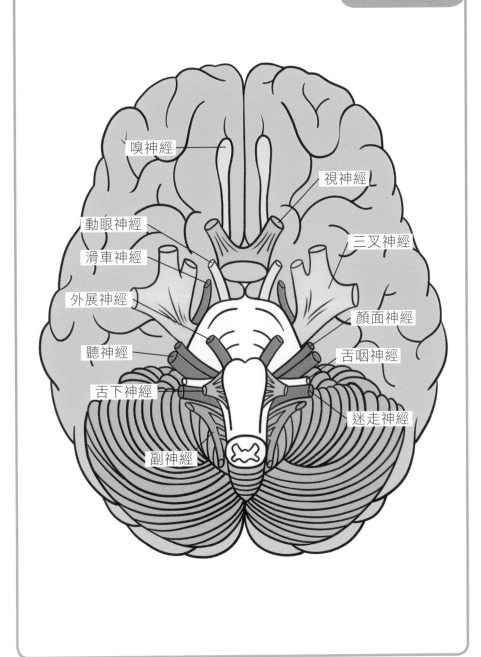

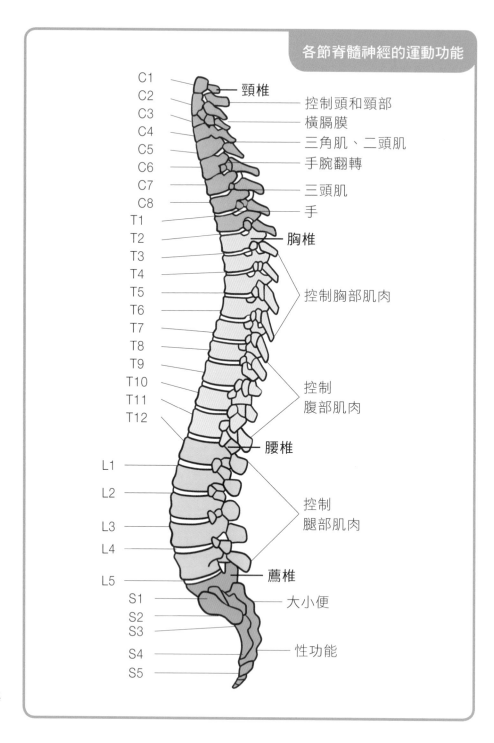

各節脊髓神經的運動功能

C1
C2 — 頸椎
C3 ——————— 控制頭和頸部
C4 ——————— 橫膈膜
C5 ——————— 三角肌、二頭肌
C6 ——————— 手腕翻轉
C7 ——————— 三頭肌
C8 ——————— 手
T1
T2 — 胸椎
T3
T4
T5
T6 ——————— 控制胸部肌肉
T7
T8
T9
T10 ——————— 控制
T11 腹部肌肉
T12
— 腰椎
L1
L2
L3 ——————— 控制
L4 腿部肌肉
— 薦椎
L5
S1 ——————— 大小便
S2
S3
S4 ——————— 性功能
S5

第 2 章

牢記心法，學會神經理學檢查

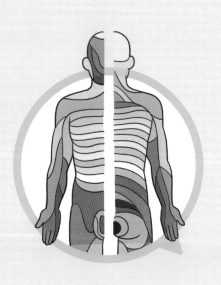

神經理學檢查心法

　　這裡要傳授給大家的「心法」，簡單來說，就是要教大家認識**「上運動神經元病灶」**及**「下運動神經元病灶」**的意義。只要有了「中樞神經」及「周邊神經」的解剖位置概念後，想進一步了解「上運動神經元病灶」和「下運動神經元病灶」就不是一件難事了。

　　從疾病的觀點來說，如果病灶的位置是在「中樞神經」，就是「上運動神經元病灶」；如果病灶是發生在「周邊神經」，就是「下運動神經元病灶」，這是一個最綱要的分法。

　　那麼，兩種病灶的差別在哪裡呢？

　　一般而言，**發生在「上運動神經元」的疾病，後遺症比較嚴重，病情變化比較快**，醫師如果能愈快檢查出來且愈早處理，效果則愈好。換言之，最好不要延誤「上運動神經元」的疾病。

　　口訣一共只有三十個字，很好記——
摳指刮腳，敲肘膝，
腦臉頸手胸體腰下肢，
腦頸胸腰比大小，
中上周下心中明。

病灶定位與症狀分辨

位置	病灶定位
中樞神經	上運動神經元病灶
周邊神經	下運動神經元病灶

	上運動神經元麻痺	下運動神經元麻痺
損害部位	皮層運動區或錐體束	脊髓前角運動神經元或運動神經元
麻痺範圍	常為廣泛性的	侷限
肌腱反射	增強	減弱或消失
病理反射	腳底反射（Babinski's sign）陽性反應	無
肌萎縮	不明顯	明顯（失去了神經的營養性作用）

　　這三十個字的口訣裡，包含了「手法」、「心法」、「定位」。熟記口訣後，再來學「啄木鳥檢查法」，不但能夠很快的學會，更能學以致用。

　　接下來，我們會先介紹心法，再說明手法。不過，在臨床應用時，則會是先做理學檢查，再依據心法的邏輯判斷，定位病灶所在。

口訣一：腦頸胸腰比大小

　　神經系統分布的區域不是亂無章法的，它們不但有各自負責的區域，而且非常的井然有序，就好像軍隊一樣，師長管營長、營長管連長、連長管排長。從縱向來說，**大腦管頸椎內脊椎索，頸椎內脊椎索管胸椎內脊椎索，胸椎內脊椎索管腰椎（腰椎內無脊椎索）。**

　　大腦受了傷，頸部及頸部以下的神經系統也會跟著受到影響；頸部神經系統受了傷，胸椎及胸椎以下的神經系統，同樣也會受到影響。這就是「腦頸胸腰比大小」的概念。腦部出問題，影響的範圍比頸椎大，以此類推。所以口訣一，說明神經學定位的「縱向」邏輯。

口訣二：腦臉頸手胸體腰下肢

　　從橫向來說，我們將神經系統負責區域簡化成四大區塊：

一、　第一區塊為腦部神經區塊，由腦部及十二對腦神經組成，負責的區域為臉部五官。

二、 第二區塊為頸椎神經區塊，負責的區域是雙上肢。

三、 第三區塊為胸椎神經區塊，負責的區域是軀體。

四、 第四區塊為腰椎的神經區塊，負責的區域是下肢。

有了這樣的概念以後，對於日後做神經定位檢查時，不但非常有用，而且是必要的概念。所以口訣二，說明的是神經學定位「橫向」的負責區塊。

神經系統	負責區域
頭腦部	臉部五官
頸椎	雙上肢
胸椎	軀幹
腰椎	腰椎

假設病人只有「眼歪嘴斜」，這是屬於臉部五官的問題。依上述的概念，我們就知道問題是出在第一區，也就是「腦神經系統」；假如病人的帶狀皰疹是長在「肚子附近」，那我們就可以知道，病毒感染的區域是在「胸椎神經系統」；又譬如，病人有類似「坐骨神經痛」的症狀，那第一個要懷疑的地方，就是「腰椎神經系統」，因此，坐骨神經痛是屬於下肢疼痛的症狀……依此類推，先把出問題的區定位出來，這就是利用上述的「橫向神經系統定位」的方法。

從縱向來看，腦管頸、頸管胸、胸管腰。假如病人「手腳都沒力」，那問題可能在「頸椎」的高度，因為頸部管上肢（手）的部分，同時也會影響頸部以下的胸椎及腰椎神經系統，所以可能連腳也會有無力的現象。又如果病人除了手腳無力之外，同時眼歪嘴斜，那問題就有可能出在腦部。

臨床上，利用這個觀念定位出神經病灶是很重要的第一步。只要記住「腦臉頸手胸體腰下肢，腦頸胸腰比大小」這十六個字的口訣，要定位病灶就容易多了。

口訣三：中上周下心中明

　　前面說過，神經系統是透過「中樞神經系統」或是「周邊神經系統」共同完成「感覺」與「運動」的兩大功能。負責「感覺功能」的神經細胞，我們稱之為「感覺神經元」；負責「運動功能」的神經細胞，則稱之為「運動神經元」。

　　當某個區域的神經系統受傷時，該區域內的「運動神經元」或「感覺神經元」也會受到傷害，或兩者同時受傷，就會造成感覺異常，例如痠、麻、痛。「運動神經元」受到傷害，會造成肌肉無力或僵硬，或者痠麻、無力。

　　單從運動功能的角度來說，「中樞神經系統」內的運動神經元受到傷害，我們稱之為「上運動神經元病灶」；「周邊神經系統」內的運動神經元受到傷害，我們稱之為「下運動神經元病灶」。雖然這樣的區分法，在正統的神經學理論並不夠嚴謹，但在實際臨床上運用，以及學習的對象為一般民眾而言，這樣的分法足夠應付一般常見的神經系統疾病。

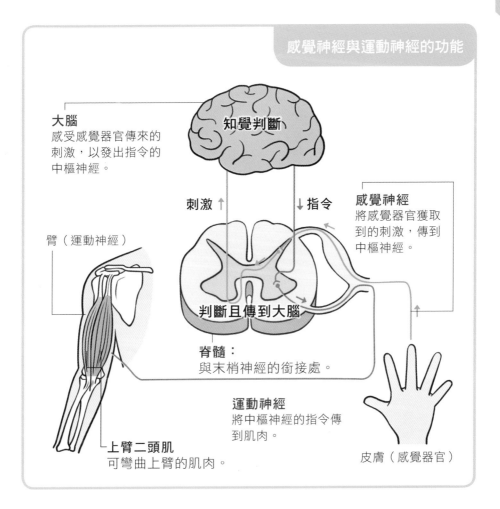

感覺神經與運動神經的功能

大腦
感受感覺器官傳來的刺激，以發出指令的中樞神經。

知覺判斷

刺激↑　↓指令

感覺神經
將感覺器官獲取到的刺激，傳到中樞神經。

臂（運動神經）

判斷且傳到大腦

脊髓：
與末梢神經的銜接處。

運動神經
將中樞神經的指令傳到肌肉。

上臂二頭肌
可彎曲上臂的肌肉。

皮膚（感覺器官）

　　當**中**樞神經系統受傷或產生問題時，我們就可朝上運動神經元病灶來做更詳細的檢查，這也就是「**中上**」的意思；周邊神經系統受傷或產生問題，我們稱之為**下**運動神經元病灶，也就是「**周下**」的意義。

　　既然已經有了這麼好記的定位方式，為什麼還要記住「上運動神經元病灶」和「下運動神經元病灶」這兩個醫學名詞呢？這是以理學檢查的角度來定義。

當我們在病人身上進行中醫「望聞問切」、「四診合一」（詳見第五章）的徒手檢查後，病人會表現兩組特定的表症，而且這兩組表症正好「相反」，所以特別將這兩組表症，命名為「上運動神經元病灶表症」與「下運動神經元病灶表症」，簡稱「下運動神經元病灶」、「下運動神經元病灶」。這是因為在初步定位後（也就是先了解病人症狀出現的位置，是屬於四大神經區塊的哪一區之後），就要開始正式進入神經學理學檢查「手法」的領域了。

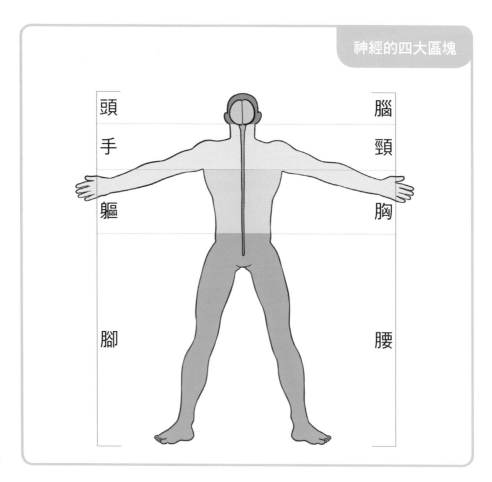

神經的四大區塊

頭
手
軀

腦
頸
胸

腳

腰

口訣四：摳指刮腳，敲肘膝

這七個字是口訣中的「手法」，一共包含了四個動作。我們只要透過這四個檢查，就可以區分出病人，究竟是「上運動神經元病灶」，還是「下運動神經元病灶」。

舉例來說，病人有肩膀手臂的痠痛的問題，經過**「摳指刮腳，敲肘膝」**的檢查後，若發現是上運動神經元病灶的表現，也就是說，是中樞神經系統出了問題。而且，病人的症狀出現在上肢，上肢的負責區域是頸椎，所以結論是：頸椎的脊髓索出問題。可能是骨刺壓到，或者是椎間盤突出，壓到脊髓索了。

從縱向來說，又有頸管胸、胸管腰、腰管腳的理論。這時，我們再和病人確認一下，是否有腳下肢的症狀，譬如走路僵硬或感覺遲鈍的問題。如果剛好病人有這樣的症狀，病人會覺得醫師很厲害，對醫師更多了一份信任。這對日後的醫病互動，有很大的幫助。

最後，我們再複習一下前面提過的幾個重點：

☑ **腦頸胸腰比大小則是縱向邏輯。**

☑ **腦臉頸手胸體腰下肢是橫向四大區塊。**

☑ **中上周下心中明指的是「上運動神經元病灶」及「下運動神經元病灶」，「中樞神經系統」及「周邊神經系統」的對應關係**

☑ **摳指刮腳，敲肘膝**是理學檢查的手法動作。利用這四個動作，可以定位出病灶位置是在四大區塊中的「周邊神經系統」，還是「中樞神經系統」。最後，再結合症狀出現的位置屬於哪一個神經區塊，就可以定位出某個區塊內的中樞神經，或是周邊神經系統出了毛病。

但是大家不要忘了，前面介紹的神經學解剖學提到過：腰椎以下的區域，只有周邊神經系統，沒有中樞神經系統。所以，當病人下肢有問題，經過理學檢查反映出來是中樞神經系統的問題時，問題一定是在腰椎以上的位置。這就是「腦頸胸腰比大小」與神經解剖學綜合運用判斷的例子。

所以，學會並牢記「三個口訣心法」以及「四個檢查動作」的概念，就可以輕易定位出神經系統病灶的大概位置了。

皮節是什麼？

想學會再把病灶的位置再縮小一點、更精準一點，那就必須再進一步了解「皮節」的概念。為了不偏離本書「簡單、好記、好學」的核心宗旨，我們得先排除臉部的部分，只介紹頸部及頸部以下的定位。實際上來說，這樣也很足夠又實用了。

　　介紹皮節概念前，我們一樣可以從橫縱向的概念，利用神經系統的感覺功能，做為定位的理論基礎。

　　從橫向的角度來思考，就是皮節的概念。我們知道，脊神經從頸部以下到腳底總共有三十對，平均分配成三十塊帶狀的區域，各有相對應的脊神經（根）負責支配。

　　以帶狀皰疹來做解釋是最恰當不過了。如果皰疹長在肚臍附近，就可以知道皰疹病毒藏在胸椎第十椎附近的神經根內。如果病人感覺異常的位置是在小腿內側，那我們就可以推測，問題在腰椎的部分（因為腰管下肢）。而且，病毒一定是藏在腰椎第四椎神經根附近，因為小腿內側是腰椎第四號神經根的皮節區域。

　　所以說，利用皮節的概念，可以再把病灶位置定的更精確一點。在臨床上的實際應用，醫師會再進一步檢查「腰椎」的核磁共振，以判斷是否有東西壓在神經根上，比如骨刺。接著，再進一步確認，骨刺壓的是病人左邊、還是右邊的神經根。最後，配合病人症狀發生的位置，就可以得到結論。

　　若從縱向的角度來看，病人從乳頭高度以下，感覺都異常或者喪失，那我們就知道病灶的位置是在胸椎第四椎附近的脊髓索。這個也是口訣「腦頸胸腰比大小」的運用。

　　以上就是利用神經系統的感覺神經元，從橫向或縱向概念來幫助定位。事實上，這也是臨床醫師碰到神經系統疾病時，會使用的基本定位方法以及邏輯，因為每一條脊神經都有其管轄的特定區域，而且是以帶狀的方式分布。換句話說，每個皮節均有特定的脊神經負責。

　　脊髓索共發出三十對脊神經，可將其所負責的皮節區域接收到的神經訊息，傳遞到中樞神經系統。

頸椎（Cervical，簡稱 C）
胸椎（Thoracic，簡稱 T）
腰椎（Lumbar，簡稱 L）
薦椎（Sacral，簡稱 S）

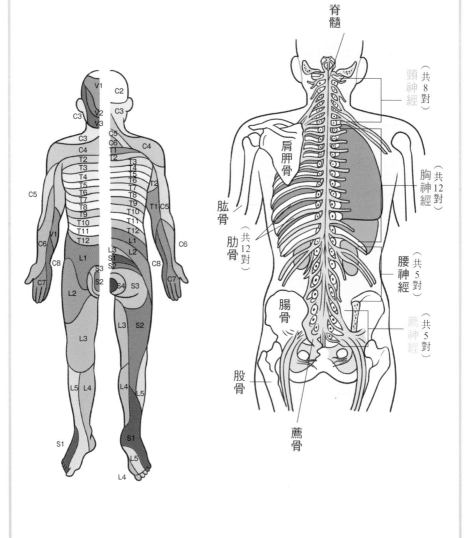

以區域而言，分可頸椎（Cervical，簡稱 C）、胸椎（Thoracic，簡稱 T）、腰椎（Lumbar，簡稱 L）、薦椎（Sacral，簡稱 S）。每個區域可再依據神經由脊髓發出的位置細分：頸椎可分為八對，分別稱為 C1-C8；胸椎分為十二對，由 T1-T12；腰椎分為五對，由 L1-L5；薦椎分為五對，由 S1-S5。

該怎麼看呢？舉例來說，T10 在肚臍的高度、手拇指是 C6、小指是 C8、內踝是 L4、腳拇指是 L5、T4 在乳頭的高度、肩膀是 C4。

當某條脊神經出問題時，它所支配的那個皮節，也會同時反映出感覺遲鈍或感覺異常的狀況。我們同樣可以用帶狀皰疹（也就是大家常聽到的「皮蛇」、「蛇皮」）來解釋，應該比較容易理解。

帶狀皰疹的病毒如果感染了某一條脊神經，就會沿著它的責任區塊產生水泡。同樣的，如果某條神經被骨刺壓住或者長了腫瘤，該責任區塊就會出現感覺異常、消失或麻木等症狀。醫師就可以反推出，病灶可能就在附近。

● 皮節定位病灶

皮節的概念最常拿來定位胸椎病灶的位置，醫師的行話叫做「有沒有 Sensory Level？」（感覺異常的水平高度）。當醫師這麼說的時候，其實就是在暗示問題是否出在胸椎。譬如，醫師在描述某位病人乳頭以下的感覺喪失或遲鈍，就會說：病人的 Sensory Level 在 T4。

從人體的皮節圖（頁 46 左圖）可以看出：

☑ 頸椎負責的區域是上肢

☑ 胸椎負責的部分是軀幹

☑ 腰椎負責的大部分是下肢。

　　這也間接說明了，為什麼頸椎骨刺壓到神經，會造成肩頸手掌痠麻；腰椎的骨刺壓到神經，會造成腿部的坐骨神經痛。

　　細看下圖綠色神經的走向，不難歸類出剛剛所講的頸椎管上肢、胸椎管軀幹、腰椎管下肢。這個觀念很重要，一定要記住。

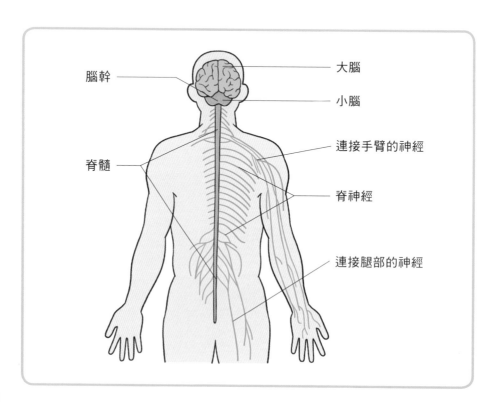

腦幹

大腦

小腦

連接手臂的神經

脊髓

脊神經

連接腿部的神經

第 3 章

敲一敲，輕鬆定位病灶

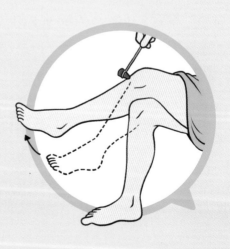

啄木鳥檢查法

「啄木鳥檢查法」就是前文所說的三十個字的口訣。其中，「敲肘膝」的動作，很像啄木鳥在幫樹木找樹蟲的精神與動作，所以才把這一套簡化後的普及版神經檢查法，叫做「啄木鳥檢查法」。

啄木鳥是有名的樹木醫師，當牠幫大樹從根到頂全部敲打一遍時，就是樹木醫師開始替大樹門診了。如果發現樹裡有蛀蟲，牠會立刻進行「手術」，把害蟲給揪出來、吃掉。

● 扣診鎚

不管是電視上或是實際去看神經科門診時，常常會看到神經科醫師拿個鎚子（正確名稱：扣診鎚或神經鎚），就像啄木鳥一樣，在病人的身上敲來敲去。這樣的檢查被叫做**「深度肌腱反射檢查」**（Deep Tendon Reflex，簡稱 DTR）。透過輕敲特殊部位的肌腱，並**觀察肌腱不自主反彈的強度**，譬如增強或減弱，來判別病灶的位置。

所以，如何正確的使用扣診鎚很重要，因為它會牽涉到反應的強弱。正確使用的訣竅只有一個，就是**每次敲的力量都要固定一致**。

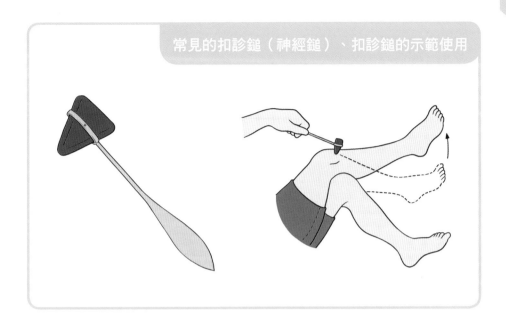

常見的扣診鎚（神經鎚）、扣診鎚的示範使用

　　扣診鎚的形式有好幾種，最常用的就是上圖中的這一種，它沒有太複雜的結構，但卻是神經科醫師在判斷病灶上，最重要的「幫手」。

　　操作時，用拇指及食指輕輕的握住鎚把，力道控制在不掉落、且能輕易甩動扣診鎚，讓它可以輕鬆上下擺動為原則。慢慢練習，就可以讓每次敲打的力量都固定一致。

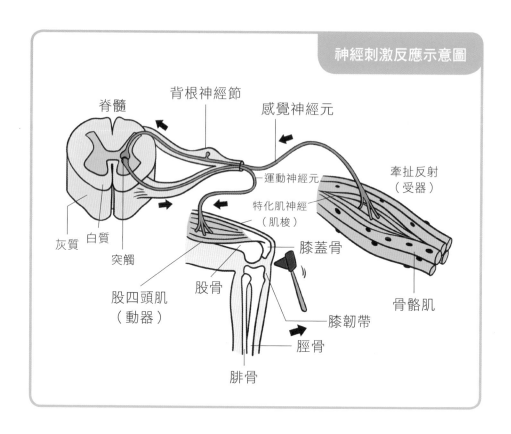

神經刺激反應示意圖

脊髓
背根神經節
感覺神經元
運動神經元
牽扯反射（受器）
灰質　白質
突觸
特化肌神經（肌梭）
膝蓋骨
骨骼肌
股四頭肌（動器）
股骨
膝韌帶
脛骨
腓骨

● 常用的檢查手法

　　檢查時，有兩個主要運用的理論基礎：

一、病理性神經反射

　　病理性神經反射，顧名思義只在神經系統生病的時候，才會出現的不正常反射動作。病人經過摳指刮腳的刺激之後，出現病理性的神經反射，稱之為「陽性反應」，代表上運動神經元病灶，也就是中樞神經系統可能有問題。

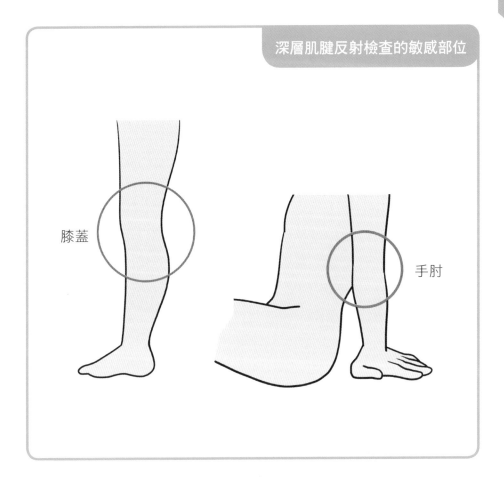

深層肌腱反射檢查的敏感部位

膝蓋

手肘

二、深部肌腱反射檢查

　　利用扣診鎚輕敲病人的手肘附近或膝蓋的肌腱，觀察其反應的大小，來判斷是上運動神經元病灶，或是下運動神經元病灶。

　　一般民眾經常在電視上看到的，就是深部肌腱反射檢查，動作就像啄木鳥在敲著樹幹、幫樹木治病一樣。書中將這套神經病理檢查方法，命名為「啄木鳥檢查法」，就是為了加深大家的印象，幫助記憶學習。

病理性神經反射

【動　　作】摳指刮腳
【病灶位置】上運動神經元病灶

　　所謂「病理性神經反射」，指的是正常情況下不會出現的神經反射。也就是說，當中樞神經系統有病灶時，才會產生的特定神經反射。當出現病理性神經反射時，我們稱之為「陽性反應」，代表異常。反之，沒有這些病理性神經反射現象，叫做「陰性反應」，代表正常。

　　在病理性神經反射中，有兩個必知的病理反射。

一、**霍夫曼氏反射（Hoffman's sign）**：屬於上運動神經元病灶，特別是指在頸椎部分的脊椎問題，就會產生這個反應。

二、**腳底反射（Barbinski's sign）**：屬於上運動神經元病灶的特徵，疾病的位置可以從大腦、腦幹到整個脊髓索都有可能，所以又叫作「Long track sign」。

　　所以說，**當病理性的神經反射出現時，大部分都是代表「上運動神經元」的疾病，也就是「中樞神經」的問題。**

• 霍夫曼氏反射

【操作方法】

　　讓受試者的手掌保持輕鬆的狀況之下，自然下垂，然後輕輕抬起受試者的中指，輕摳其中指的指甲床，好像撥彈吉他弦一樣。或者急摳受試者中指指腹，然後仔細觀察大拇指與食指的反應。

　　正常情況下，食指與大拇指並不會有特別的反應動作產生，我們稱之為「陰性反應」，代表沒有上運動神經元病灶。反之，若受試者的食指與大拇指有不自主的收縮，好像螃蟹的鉗子一樣，不自主的互相咬合，這個現象我們稱為「陽性反應」，代表受試者有上運動神經元病灶，特別是頸部脊髓索以上的問題。

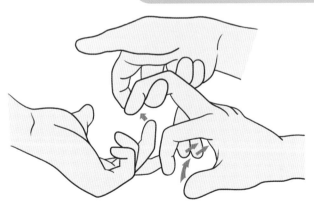

霍夫曼氏反射（Hoffman's sign）

抬起病人中指，輕摳中指甲床或急摳中指指腹，觀察病人食指與拇指有無不自主的收縮。

● 腳底反射

【操作方法】

　　利用扣診鎚尾端稍微尖銳的部分，沿著腳底的外側，從腳跟往腳尖的方向輕輕劃過，再慢慢往腳拇指的方向轉彎，這時受試者會有腳底搔癢的感覺。

　　正常狀況下，腳底癢會不由自主的收縮五隻腳趾，像捏包子一樣縮在一起。但是，有上運動神經元病灶的病人，腳拇指反而會翹起來，我們稱為「陽性反應」，代表整個中樞神經系統的任何一個位置，都有可能有問題。也就是說，從腦部延伸到整個脊髓索中的某一段，可能有問題。這是一個非常好用的檢查方式，可以來篩選出中樞神經系統有沒有病灶。

腳底反射（Babinski's sign）

腳趾
緊縮

腳趾
往上翹

正常的足底伸肌反應　　異常的足底伸肌反應

如無扣診鎚，可以鈍物如棉籤、鑰匙，沿腳底外側輕刮，觀察腳趾的動作。

深部肌腱反射

【動　　　作】敲肘膝
【位置／反應】上運動神經元病灶──反射增強
　　　　　　　下運動神經元病灶──反射減弱

　　深部肌腱反射檢查主要是**透過扣診鎚，敲擊肘部或膝蓋髕骨下方的肌腱，然後仔細觀察肌腱收縮的靈敏度與強度**。假設敲擊時，肌腱收縮的靈敏度及強度很明顯，而且很大力，那就表示愈有可能是上運動神經元病灶。反之，敲擊時，肌腱收縮的靈敏度及強度愈差愈遲鈍，甚至沒有反應，那就表示愈有可能是下運動神經元病灶。

● 膝蓋反射

【操作方法】

　　請受試者採坐姿，雙腳盡量放輕鬆，懸空不要踩地。沿受試者的膝蓋找出髕骨下韌帶的位置，然後拿扣診鎚輕輕敲擊韌帶，同時觀察膝蓋彈起的速度及強度。

　　當受試著躺著的時候，操作方法也相同。首先，請受試者雙腳放輕鬆，然後用一手將受試者的膝蓋抬高約三十度左右，一手用扣診鎚輕輕敲擊，觀察反射的強度。

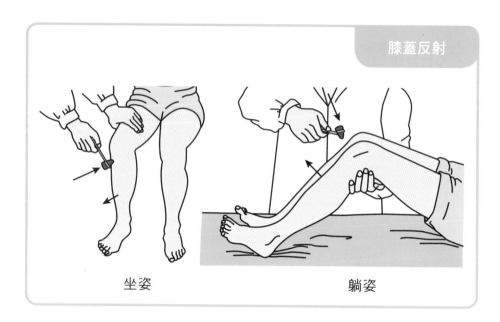

坐姿　　　　　　　　　　　　　　躺姿

● 肘反射

【操作方法】

　　請受試者放輕鬆。找出手肘二頭肌肌腱的位置，輕輕用扣診鎚敲擊，並觀察其反應。

　　根據病患反射的強度（也就是手或腳不自主彈起來的強度），來確定病灶。深部肌腱反射分級，可分為以下五級：

0：無反應

＋：反應微弱

＋＋：正常

＋＋＋：反應增強

＋＋＋＋：過度反射，可能出現痙攣

雖然無法用文字來表達什麼是「正常」，但只要根據前文所描述的正常反射原則，平常再多加練習，就會有初步的概念。然後以這樣的強度當成一個指標，用兩個＋來表示。當神經反射比正常反射激烈，就叫做「增強」，用三或四個＋來表示，＋愈多表示反射愈強。

一般而言，當反射增加時，表示是「上運動神經元病灶」，也就是「中樞神經」出問題了。相反的，當反射減弱時，表示是「下運動神經元病灶」，也就是「周邊神經」出問題了。反射表現愈強，代表愈有可能就是病灶所在，而且情況也愈嚴重。

肘反射及膝反射最方便也最常用，但若是沒有經常練習，還是有一定的困難度。因為敲擊的力道會影響肌腱反射的強弱，所以，平時多練習操作扣診鎚，讓每次敲擊的力道能夠一致，然後再多敲幾位正常受試者的肌腱反射，累積正常的反射靈敏度及強度的感覺。當經驗值增加後，就可以輕易對比正常受試者的肌腱反射，判斷病人是增強靈敏或遲鈍減弱。

然而，也有一些很明顯的極端表現。比方說，有些病人肌腱反射的強度，可以大到不需要用扣診鎚敲擊，只要在膝蓋附近鼓掌，就會引起強烈的肌腱反射。相反的，有些病人就算很用力的敲擊，也不會產生肌腱反射。

所以說，在整個啄木鳥檢查法中，比較困難而且需要練習的部分，就是深部肌腱反射檢查法的操作，需要累積一些經驗值，操作起來才會得心應手。

最後，我們再重點整理啄木鳥檢查法，方便理解與記憶。

- ☑ 神經系統分成四大區塊，分別是腦部、頸椎部、胸椎部、腰椎部。
- ☑ 從症狀產生的位置可以反推出，可能是哪一個區塊的神經系統出了問題。
- ☑ 腰椎部內只有周邊神經系統，其餘三大區塊同時內含有中樞神經系統及周邊神經系統。
- ☑ 透過「摳指刮腳」、「敲肘膝」的神經理學檢查操作，再區分出是上運動神經元病灶表現，還是下運動神經元病灶表現。
- ☑ 透過反射檢查，可定位出是哪個區塊內的中樞神經系統，或周邊神經系統出了問題。

必須再提醒大家，理論和實際操作同等重要。有了基本的理論概念後，一定不能缺的就是扣診鎚。每個家庭的醫藥箱裡面，都應該要具備一根扣診鎚（神經鎚），這可是和居家常備的溫度計一樣重要喔！

・扣診鎚的其他運用・

　　除了基本的問診外，神經科診斷的第一步就是利用扣診鎚來做初步診斷。以下是幾個常使用的扣診位置，以及會出現的反射狀態：

一、肱二頭肌反射

　　手臂放鬆平放桌面，以手指置於二頭肌肌腱上，以扣診鎚輕敲手指放置處，手肘會收縮。

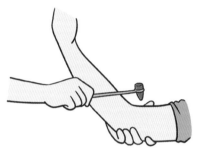

肱二頭肌反射

二、肱三頭肌反射

　　協助受檢者手肘彎曲，使其架空放鬆。以扣診鎚輕敲肘部鷹嘴突，前臂會輕微晃動。

三、肱橈肌反射

　　前臂放鬆平放桌面，以扣診鎚輕敲腕部橈側*上方三至五公分處之肱橈肌腱，手指或手掌會輕抽動或收縮。（*橈側和尺側在醫學上是個方位詞。以手掌為例，靠小指一側稱為尺側，靠拇指一側稱為橈側。）

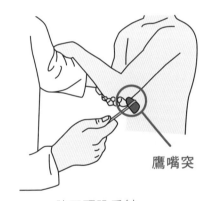

鷹嘴突

肱三頭肌反射

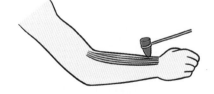

肱橈肌反射

四、膝反射

翹腳，使腳放鬆，以
扣診鎚輕敲髕腱，腳
會向上輕踢。

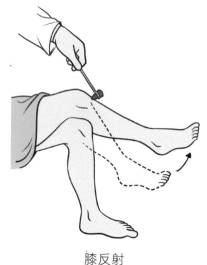

膝反射

五、跟腱反射

跪在床緣或椅子，使
足板懸空放鬆，以扣
診鎚輕敲跟腱，足板
會朝足底方向輕動。

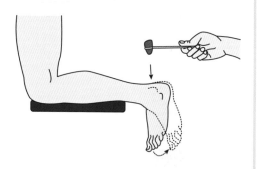

跟腱反射

第 **4** 章

啄木鳥檢查法
——自我檢測與臨床應用

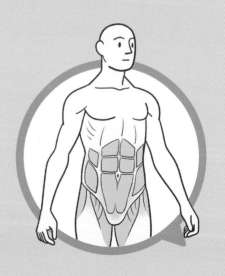

頸椎骨刺

　　一位三十歲出頭的年輕人，一進診間坐下後，就將他的右手放在桌上，一臉痛苦的跟我說：「醫師，我的手幾乎沒有知覺了，連滑手機都像是戴著手套，拿東西也一直掉，有時還會麻到很難受，最近甚至連走路都不太穩了。」

　　病人說，他已經在住家附近的國術館看了好幾次，但情況不但沒有變好，還愈來愈麻痛，最近甚至連拿東西和簡單的扣釦子都辦不到了。檢查後，發現他的頸椎不僅有退化情形，還有骨刺，甚至已經壓迫到神經。

　　「這樣的現象應該已經有一陣子了吧？怎麼不早點來看呢？」我問。

　　「我以為只是手腕扭到，所以去找國術館的師傅推拿啊！」年輕人這麼說，「我也去了附近的診所看過，醫師一直要我做物理治療，可是愈做情況愈糟……」

· · · · ◆ · · · ·

　　在門診，上述的情況是很常見的病例。但每次遇到，我心裡還是不免感嘆，如果能早一點來看，或許病情就不會這麼嚴重了。

　　頸椎骨刺常常造成病人的肩頸手臂痠麻，嚴重時甚至會影響雙腳，或造成下背痛。單從這個病例來說，如果大家依照口訣有了基本的自我檢查概念之後，相信就不會那麼徬徨無助了。

　　或者假設說，有位病人一開始可能只是肩頸不舒服，但過了一陣子之後出現手麻的症狀。經過一段時間的物理治療和藥物治療之後，病情一直沒有改善，甚至後來連腰部也開始出現痠痛感。這時，如果病人懂得以「啄木鳥檢查法」自我檢查，就會發現已經出現了「上運動神經元病灶」的反應，自然就不會再拖延就醫時間了。

　　還有一種狀況臨床上也很常見。病人來的時候，主訴是下背不舒服，完全沒有提到之前有肩頸痠痛的問題，可能病人也沒有把下背痛和肩頸痠痛這兩個症狀聯想在一起，因此沒向醫師提及。

　　這樣一來，醫師會將治療焦點全放在腰椎上。如果運氣差一點，醫師剛好前一天進行了馬拉松式的手術，看診時頭昏腦脹的，一時忽略了病灶的關聯性，就極可能產生誤診的情況。

　　事實上，像上面這個例子，只要醫師摳摳你的手指頭（霍夫曼氏反射），敲敲你的肘反射或膝反射，就可以輕易的把焦點轉移到頸椎上。

● 為什麼會有骨刺？

　　如果我們把人體的肌肉、骨骼、關節的功能比喻成一臺機器，一般機器是由非生物性的結構所構成的，機器用久了或者過度使用，一定會產生磨損。但人體是活的，由生物性材料組成，具有自我回饋與修補的功能。因此，人體會產生一定程度的磨損之外，同時也會有自我修復的能力，企圖補強磨損部位的強度，所以會不斷的增生，類似「用進廢退」的生物演化理論一樣，又好像俗語說的「打斷手骨反而勇」。增生的部分，就是所謂的骨刺。

反過來說，長骨刺的地方，就是表示這個地方長期或慢性的承受一定程度的壓力、磨損，或是忽然有大程度的受傷或壓力，因而形成了骨刺。

　　骨刺如果只是壓迫到神經根，只會造成相對應的皮節感覺異常或感覺疼痛。這個時候，僅僅是下運動神經元病灶。但是如果拖著不處理或處理不當，一旦嚴重到合併有脊髓索的壓迫，不僅痠麻痛的程度會變得嚴重，甚至會影響到下肢的功能，譬如兩腳發硬，走路不穩，這時候就屬於上運動神經元病變了。

　　不管是哪一種疾病，「及早發現，及早治療」永遠是最佳的黃金準則。如果我們能夠在骨刺壓迫程度還不是很嚴重時就發現病灶，立刻就醫，自然就能及早恢復健康。

骨刺生成圖

①隨著年齡的增加，椎間盤會漸漸老化。

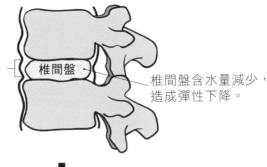

椎骨與椎骨間的縫隙變窄，
進而讓韌帶鬆弛。

椎間盤

椎間盤含水量減少，
造成彈性下降。

②椎體摩擦損耗導致滑
　脫，為了抵抗滑脫，
　因而啟動人體骨頭增
　生機能。

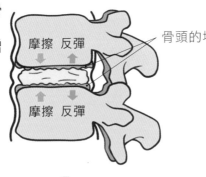

摩擦　反彈

骨頭的增生。

摩擦　反彈

③「骨刺形成」加上過
　勞或肌力下降等複合
　性因素，疼痛就會伴
　著而來。

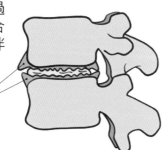

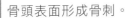

骨頭表面形成骨刺。

· 什麼是椎間盤突出？ ·

椎間盤介於上下兩節脊椎椎體之間，由內層的髓核及外層的纖維環所構成。椎間盤的主要功能是在吸收並平均分散脊椎所承受的壓力。假使有超過椎間盤纖維環所能耐受的不正常壓力，施加在已經退化的椎間盤上時，就有可能導致纖維環破裂，造成腰椎或薦椎神經根受到壓迫。壓力嚴重時，腳踝反射可能減少或消失，且可能伴隨受影響神經根皮節的感覺喪失。更嚴重的病人，甚至可能有大小便失禁的情況發生。椎間盤突出最常發生在四十至五十歲之間的病人。

以下的圖，呈現幾種椎間盤常見的病症：

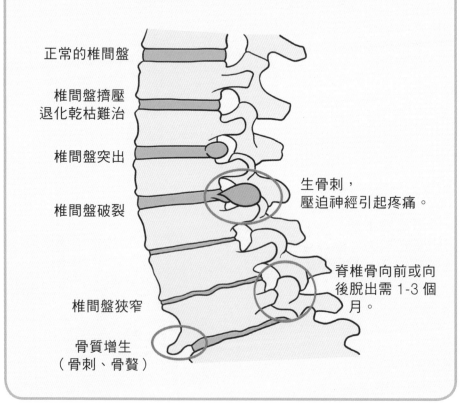

正常的椎間盤

椎間盤擠壓
退化乾枯難治

椎間盤突出

生骨刺，
壓迫神經引起疼痛。

椎間盤破裂

脊椎骨向前或向
後脫出需 1-3 個
月。

椎間盤狹窄

骨質增生
（骨刺、骨贅）

● 啄木鳥檢查法──頸椎骨刺自我檢測

　　若病人的症狀發生在上肢，根據我們的口訣：**腦臉「頸手」胸體腰下肢**，第一個要懷疑問題出在頸椎。而頸椎裡面的神經系統，包含了屬於中樞神經的「脊髓索」，屬於周邊神經的一對脊神經，以及以下的細小分枝神經，所以我們再利用口訣：**摳指刮腳，敲肘膝**，分辨出是中樞神經，也就是脊髓索被壓迫，還是周邊神經被壓迫，這就是口訣：**上中下周心中明**的意思。

　　如果是中樞神經脊髓索被壓迫，安排一個頸椎核磁共振就可以確定答案。如果是周邊神經病變，則必須考慮是脊神經，還是更末端的神經受到壓迫。那麼，就需要再更進一步安排神經傳導檢查，區別出神經壓迫的位置在哪裡。

　　一般來說，最常見的位置有三個：脊椎脊神經所發出來的位置，或者是在手肘或手腕的地方。

　　想要及早發現，「啄木鳥檢查法」就可以派上用場了。當我們覺得最近手有一點點麻，頸部經常感到痠痛，就趕緊拿出醫藥箱裡的扣診鎚來做檢查。若是呈現有肌腱反射反應（DTR）的反射增強，病理性神經反射呈現陽性反應，我們就可以知道，骨刺壓迫的程度已經很嚴重了，有可能已經造成上運動神經元的病變。

　　這時候，立刻就醫是唯一的選擇，絕對不能輕忽或拖延，更不能再浪費時間去尋求「替代療法」，因為一旦已經形成上運動神經元病變，病情極有可能在短時間內產生變化，例如：從能走路突然變成不能走路。或者，即使只是受到輕微的外力撞擊，也有可能造成癱瘓。

學會了這套檢查方法，不但可以了解病情的嚴重性，提醒我們要提早就醫，還能夠避免發生誤診的情況。就像一開始提到的案例，在看診時只能聽從醫囑做物理治療。如果他早早學會「啄木鳥檢查法」，在家時就能夠自己做初步的診斷，當醫師要求他繼續做復健治療時，他就能提醒醫師，自我檢查時，霍夫曼式反射已經呈現陽性反應，相信醫師一定會立刻替他做進一步的檢查，甚至轉診到神經外科，評估手術的必要性了。

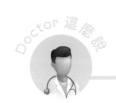

Doctor 這麼說

有骨刺就一定要手術嗎？

「醫師，您之前說我姐姐也說是頸椎骨刺。為什麼她要開刀，我不用？」、「醫師，我鄰居的姑媽說，她腰上也有骨刺好幾年了，好幾位醫師都要她開刀，她也沒開，到現在也沒事啊！」、「醫師，我哥哥是婦產科醫師，他說我的情況應該還沒有到要開刀吧！真的一定要開嗎？」

● ● ● ◆ ● ● ●

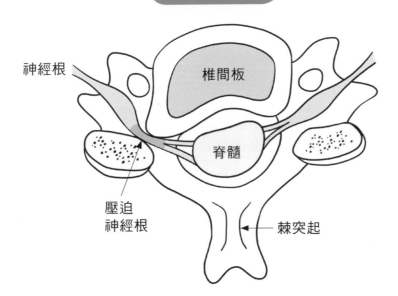

神經根型頸椎病

神經根

椎間板

脊髓

壓迫
神經根

棘突起

黃色為脊髓神經屬周邊神經系統被骨刺壓迫，會產生下運動神經元病灶。

藍色為脊髓神經屬中樞神經系統被骨刺壓迫，會產生上運動神經元病灶。

在回答這些問題之前，有個重要的醫學觀念想先讓大家知道。在醫學上，我們非常重視每位病人的個體性（Individualization）。在這個地球上，每個人都是獨一無二的，就算是基因完全一樣的同卵雙胞胎，也都會因為他們所接觸的環境、身心狀態、認知狀態、心理素質、職業等，而有相當程度的差異！因此，就算相同的病症發生在他們身上，也會有不同的處理原則。適不適合開刀？開刀的方式以及時機，都會有不同的專業判斷根據。

臨床上，我經常會面對不同的病人，詢問類似前述的問題。會有這些的問題，當然不全然是病人不信任醫師，而是對自己的病情不了解。在不清楚的情況之下，自然會選擇相信其他人的「經驗」或「說法」。只是聽多了，對醫師的質疑自然也就多了。

要解決這些疑問並不難，「啄木鳥檢查法」就是一個簡單又好用的方法。

當我們在做自我檢查時，發現有「上運動神經元病灶」的徵象，就是表示疾病的嚴重度較高，或者疾病的惡化速度會比較快。原則上，都需要醫師積極的介入。換句話說，需要手術的正當性會更強。醫師的判斷標準也一樣，而且會再做更進一步的詳細檢查來做確認。醫師絕對不會、也不是以同一套標準來處理所有病人。

有了這層理解後，我們再複習一次前面提過的判斷重點：

● 上運動神經元病灶

病理性的神經反射呈現陽性，以及 DTR 強的反應，代表骨刺極有可能已經壓迫到中樞神經，所以需要進行手術的機會就會提高，手術時間自然也是愈快愈好。

● 下運動神經元病灶

病理性神經反射呈現陰性，以及 DTR 弱的反應，代表骨刺有可能已經壓迫到脊椎神經根，通常手術也是考慮的選項之一。特別是當肢體有無力的情況時，需要手術的機會就更大。

所以針對「有骨刺就一定要開刀嗎？」這個問題的結論是：當病人有症狀，經過影像學檢查發現骨刺有壓迫到神經，且壓迫的程度已經達到出現「上運動神經元」或「下運動神經元」病灶的徵象時，一般都應該要考慮手術。但是最高指導原則，還是要充分與你的主治醫師討論，綜合評估。在醫學上非常重視妥協，往往會在兩害取其輕的狀況下來做決定，以達到病人最高的利益為主。

脊椎骨刺

　　劉先生是卡車司機，為了多跑個幾趟，每天絕大多數的時間都在車上。他也是老病人了，六年前曾經因為脊椎長骨刺，痛到坐也不是、站也不是，更別說是開車了。但身負養家重擔的他，逼不得已拖了三年，直到痛到幾乎不能動了，才決定手術把骨刺清除。

　　「醫師，您快幫我看看吧！之前開刀的地方又開始痛了。到底是哪裡出了問題？」劉先生的語氣中，明顯的透露著焦慮和擔心。

　　我先替他安排了 X 光。果然，原先手術的地方又長了好幾個骨刺。

• • • ◆ • • •

　　像劉先生一樣，一般人聽到自己長了骨刺，都會很緊張，彷彿生了什麼大病似的。其實，真的不用太緊張，骨刺並沒有想像中恐怖。有些人甚至可以和骨刺和平共存一輩子呢！

　　「骨刺」本身只是一個老化的現象，就好像年紀大了以後，皮膚會有皺紋一樣。人只要到了一定的年紀，多少都會有脊椎骨刺。我常常跟病人開玩笑的說：「只有妖怪能長生不老，才不會長骨刺。」

● 與骨刺和平相處

在了解什麼是脊椎骨刺之前，我們先來認識一下脊柱的構造吧！

脊椎骨是最常生骨刺的地方，這與脊柱的生理和結構有直接關係。我們的脊柱是由頸椎、胸椎、腰椎、薦椎及尾椎所構成，每一節脊椎以椎間盤做連接。而這個由膠質、纖維質等所構成的椎間盤，隨著年紀的增長，彈性會愈來愈差，厚度也會愈來愈減少，再加上脊椎每天承受全身的重量會產生的磨損，就有可能形成骨刺了。

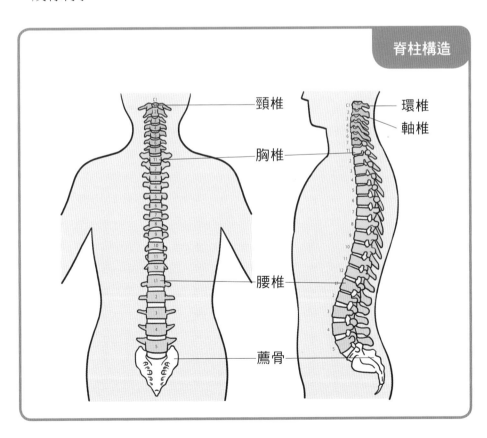

脊柱構造

頸椎

胸椎

腰椎

薦骨

環椎
軸椎

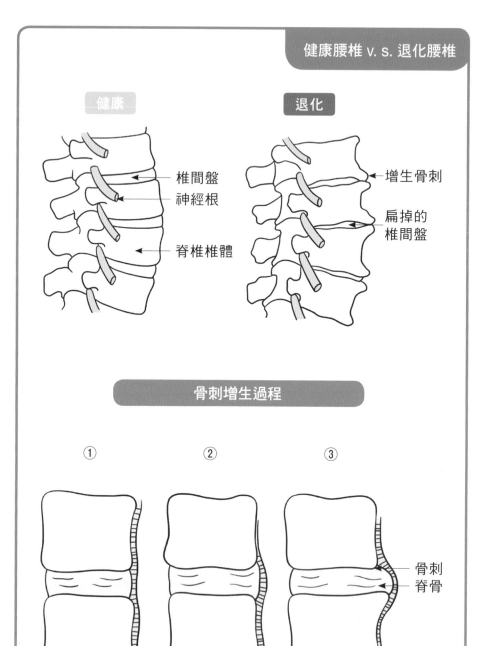

健康

退化

椎間盤
神經根

脊椎椎體

增生骨刺

扁掉的
椎間盤

骨刺增生過程

① ② ③

骨刺
脊骨

換句話說，骨刺是關節因種種原因，造成軟骨的磨損、破壞，並促成骨頭本身的修補、硬化與增生，它是一種自然的退化現象，所以骨刺本身並不是大問題。而且，長了骨刺也不一定會有什麼不適的症狀。有些人即使長了骨刺，但若是沒有壓迫到神經根或產生其他併發症，既不會疼痛，也沒有什麼不適，這與骨刺所在的位置有關。例如，脊骨的骨刺如果增生在脊椎體前面邊緣，雖然長得很大、很尖，但因未刺激神經，疼痛並不明顯。所以，這樣的骨刺並不用特別處理。

真正需要處理的是壓迫到神經的骨刺，如骨刺在脊椎椎管內，壓迫腰脊髓神經，會出現下肢無力、感覺障礙、大小便失禁等嚴重問題，這時才需要把它磨掉或拿掉，而這個動作我們叫做「神經的減壓」。

● 哪些地方容易長骨刺？

首先我們要知道，長骨刺絕對不是老年人的專利。現代人長時間久坐、缺乏運動、飲食不均衡，再加上姿勢不正確，很容易導致骨刺的發生。不過，很多人一定會想問，到底哪些地方容易長骨刺呢？

以下是幾個較常增生骨刺的部位以及增生的原因：

【腰椎】

腰部動作往往會牽動腰背部的肌群、韌帶，對骨骼產生牽拉的作用。長期下來，骨頭與軟組織接壤處產生損耗。若長時間以不正確的姿勢活動，或是有過度勞損的問題，很容易引發骨刺。

【頸椎】

　　頸椎骨刺算是極為常見。造成頸椎骨刺的原因很多，像是長時間低頭滑手機、枕頭高度及材質不對等，都容易造成頸椎生理彎曲度變直，使頸椎發生錯位，導致頸椎骨出現骨刺。而因為頸部神經多，一旦有骨刺產生，很容易引發其他的症狀，也比較容易讓人感到不適。

頸椎承重

使用手機時，頭愈低，頸椎的承重負擔愈大，造成的傷害也更大。

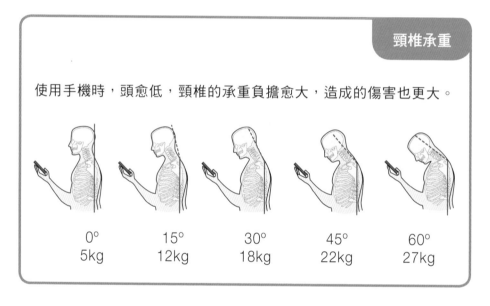

| 0° | 15° | 30° | 45° | 60° |
| 5kg | 12kg | 18kg | 22kg | 27kg |

● 啄木鳥檢查法──判別骨刺是否壓到神經

　　一般而言，脊椎前半部的骨刺，也就是靠近腹部的位置，比較會被忽略，因為神經主要分布在脊椎的後半部，所以後半部的骨刺，比較有可能壓到神經。至於骨刺壓到神經的程度，就可以利用「啄木鳥檢查法」來評估。

　　只要病人出現「上運動神經元病灶」或「下運動神經元病灶」的反應時，都是代表神經已經受到相當程度的壓迫，就不能延遲就醫，需要積極的接受進一步的檢查及治療，這已經是底線。到了這個程度，就不應該再忽略骨刺的存在了。

　　「啄木鳥檢查法」不但可以判定壓迫神經的程度，也可以大略定位出骨刺的位置是在頸椎、胸椎，還是腰椎。就診時，再跟 X 光片中的骨刺位置對照，就更能確定位置。至於是壓到哪一條或哪幾條神經，就交給醫師來判斷了。特別是很多節都有骨刺的時候，情況會較為複雜，不容易判斷。但是，有一個小技巧可以幫忙：**先把焦點放在患側邊的骨刺就好**。症狀若在右邊，就注意右邊有骨刺的那幾節脊椎就好，這樣會把問題再簡化一半，在診斷及治療上也較快速。

　　看完這一篇，相信大家對骨刺會有更清楚的認識。日後要是聽到有人長了骨刺，可千萬別再以為那是什麼不治之症，或是有「非開刀不可」的想法了。

　　事實上，只要接受適當的治療，就能減輕骨刺所帶來的疼痛，平日再配合均衡的營養，正常的生活作息以及正確的姿勢，就能夠慢慢的修補受損傷的部位，減緩骨刺的生長速度，避免神經壓迫的情況發生。

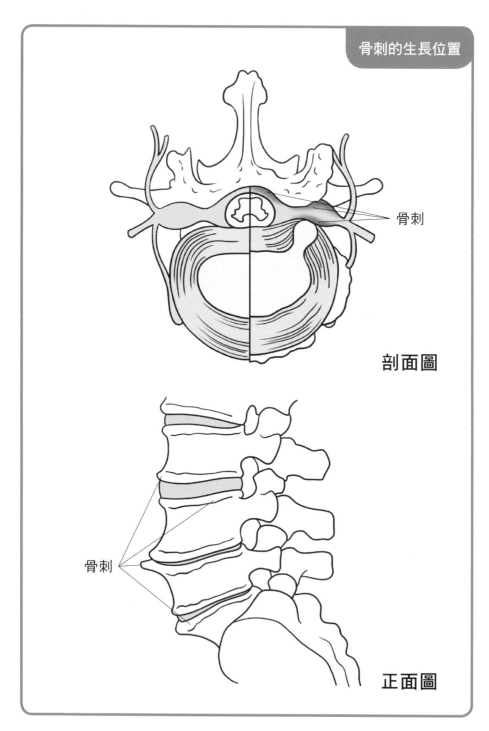

骨刺

剖面圖

骨刺

正面圖

・ 如何預防脊椎骨刺發生？ ・

① **避免久坐、久站。**同時，要注意姿勢的正確性。腰背要挺直，且最好每小時能夠起來活動個三五分鐘，特別是需要久站的人，更要注重姿勢。同時，也要找時間活動下肢，適時伸展一下，促進循環。

② **經常做頸部運動**，避免長時間低頭、仰頭、歪頭。

③ 拿取重物時，**一定要蹲下再拿**，減少彎腰的動作。

④ 為減少腰和膝的負擔，盡量**減少長時間走路，維持理想體重，加強核心肌群的力量**，延緩脊椎退化。

坐骨神經痛

　　阿媽進診間的時候，左右各有一個人扶著。不過，即使有人扶著，阿媽走起路來還是很困難。好不容易坐定了，還不等我問，她就迫不及待的開始說了：「醫師，我的腳痛到坐也不是、站也不是，走路也不行，前兩天都還好好的⋯⋯」

　　「阿媽，這兩天有跌倒或搬重的東西嗎？」我問。

　　不等阿媽開口，旁邊看起來像是她兒子的男士就說了：「只有上個星期天在浴室滑了一下。」

　　阿媽接著說：「只是滑了一下而已，我很快就站起來了啊。只是屁股有一點痛，但那是上個星期的事了啊。」

● ● ● ◆ ● ● ●

　　老人家最怕跌倒了！即使只是「滑一下」，都有可能造成很嚴重的後果，阿媽的狀況就是最好的案例。

　　經過詳細的檢查，阿媽之所以突然不能走，就是因為「滑一下」，造成了腰椎椎間盤突出，壓迫到了神經，導致坐骨神經痛。可是，阿媽年紀大了，又合併有其他的慢性病，手術的風險明顯偏高，只能先用藥物控制，減緩她的疼痛。

　　首先，我們必須先釐清一個觀念，**所謂的「坐骨神經痛」並不是一種病，也沒有所謂的病程，它只是一種症狀**。就像我們常說的頭痛、肚子痛一樣，頭痛要找出引起頭痛的原因，肚子痛也要找出造成肚子痛的原因。坐骨神經痛也必須找出，到底是哪裡引發的坐骨神經痛？

　　坐骨神經（Sciatic nerve）是由第四至第五節腰椎神經，及第一至第三節骨神經組合而成的神經束，是下肢一條很大的神經，經過我們的坐骨、大腿後側、小腿、腳跟、腳掌，在膝關節的後方分成腓總神經及脛神經。

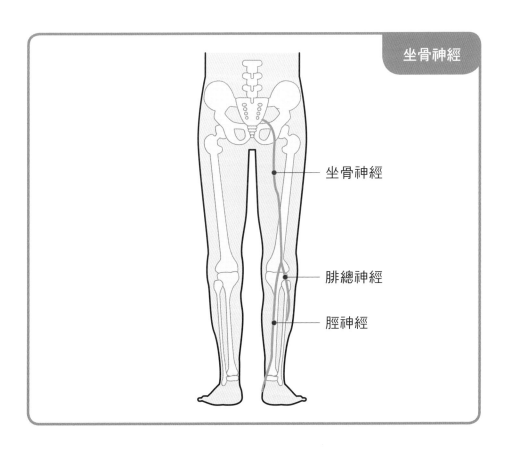

坐骨神經

坐骨神經

腓總神經

脛神經

所謂坐骨神經痛，指的就是一種順著坐骨神經走向傳導而下的痛，通常由臀部沿大腿後部而下，有時會傳到小腿。

　　坐骨神經痛並非是因為坐骨神經造成的疼痛，它只是在描述疼痛的分布範圍。只要是疼痛的位置是從臀部、大腿後側到小腿後側，都可以叫做坐骨神經痛。所以，坐骨神經痛是一種症狀的描述，而非真的是坐骨神經引起的疼痛。

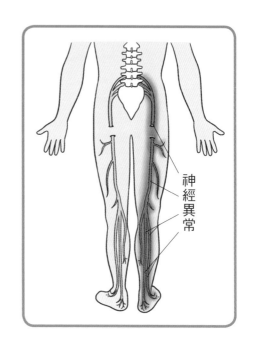

神經異常

　　然而，造成坐骨神經痛的原因有很多，以下是一些臨床上比較常見的原因：

【神經根病變】

　　大部分的坐骨神經痛並不是坐骨神經本身的病變，而是神經根的病變。「神經根」是指神經從脊髓分出來的源頭處，它們會經過脊椎間的小洞，匯合成不同的神經。神經根可能會因椎間盤突出、腰椎退化症、脊椎管狹窄、腫瘤等原因受到壓迫而產生疼痛。嚴重時，會合併麻木、肌力減退、下肢肌腱反射降低等現象。

【坐骨神經病變】

坐骨神經本身的病變有可能是因為腫瘤壓迫，或是外傷骨折受到傷害。臀部注射時，也可能損傷神經，造成坐骨神經痛。久坐族或長時間姿勢不當的人，例如：長途駕駛者、久坐者、粗重工作者、身高較高者、抽菸者、有脊椎痠痛家族史等，也可能有坐骨神經痛的問題。

此外，坐骨神經會經過一塊叫梨狀肌的肌肉，身材較瘦或是體重突然減輕較多的人，因為臀部的脂肪少，梨狀肌的肌肉受到壓迫，坐骨神經痛的症狀就會出現。

【肌膜疼痛】

有一些病人會因為臀部的肌肉疼痛來就醫，引起的原因有可能是過度的運動，跌倒時臀部著地，長程走路或跑步或長久站立。臀小肌和臀中肌是最常見的疼痛部位。絕大多數的病人只是單純的肌肉痛，但有些病人則可能因為疼痛的範圍變大，而誤以為是坐骨神經痛。但如果我們壓一下病人的痛點，病人就會產生劇烈的疼痛，這就是肌膜疼痛和坐骨神經痛最大的區別點。

● 啄木鳥檢查法——坐骨神經痛的自我檢測

造成坐骨神經痛的原因，大多是腰椎神經受到壓迫，屬於腰椎的疾病。如果大家還記得，我們在前面就有先提過，為了方便起見，在本書裡，我們把腰椎的疾病歸納在「下運動神經元病灶」。假設腳麻痛到幾乎不能行走，為了要確定是不是因為坐骨神經痛所引發的，此時「啄木鳥檢查法」就能派上用場。

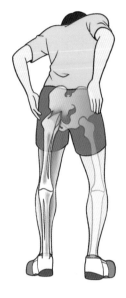

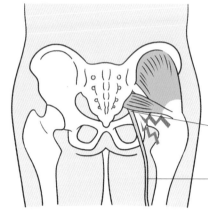

梨狀肌壓迫
坐骨神經

坐骨神經

圖解大腿肌肉

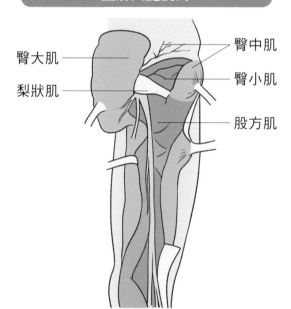

臀大肌

梨狀肌

臀中肌

臀小肌

股方肌

　　根據「啄木鳥檢查法」，肘反射及膝反射的肌腱反射應該是正常或者減弱，而且病理性神經反射不能出現陽性。如果很不幸的，在自我檢查的時候發現有「上運動神經元的病灶」，例如肘反射及膝反射的肌腱反射增強，或者病理性神經反射呈現陽性反應，這時代表可能還有其他地方的問題，特別是中樞神經的病灶，譬如頸椎、胸椎或者大腦。

　　所以，如果你因為坐骨神經痛去看病，醫師可能會先替你做腰部的核磁共振。若發現有嚴重的椎間盤突出，且壓迫到腰椎神經時，醫師可能會建議動手術。

　　但如果你在家裡自我檢測時，發現同時有「上運動神經元病灶」，請立刻和你的醫師說，你有深部肌腱增強，並且腳底反射呈現陽性反應。相信你的醫師會立刻修正診斷，替你再做更詳細的檢查。這樣一來，你可以得到更精準且正確的治療。

　　在臨床應用上，醫師同樣可以透過口訣，快速幫病人判斷病灶位置。依據啄木鳥檢查法的口訣（腦臉頸手胸體「腰下肢」），坐骨神經痛屬於下肢的部分，所以第一優先檢查應該是檢查腰椎。同時，我們知道腰椎只包含周邊神經系統，沒有中樞神經系統，所以不應該會出現上運動神經元的病灶。

　　在利用「摳指刮腳，敲肘膝」的口訣，發現有上運動神經元病灶的反應時，就應該想到問題絕不是由腰椎引起的，一定還有其他中樞神經系統的病灶沒有被發掘出來。這時應該再重新檢查一遍，問病人有沒有臉部的症狀？有沒有上肢的症狀？身體有什麼症狀？利用啄木鳥檢查法，地毯式的重新再檢查一遍，確認病灶的位置。

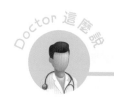

醫師開的 X 光檢查部位不一定都對！

　　不管是什麼時間，醫院裡總是人山人海的，每一位醫師每次門診要看的病患，從幾十位到幾百位不等。即便醫師從早上看到傍晚，每位病人能分到的時間也不多。要在這麼短的時間內，弄清楚每位病人的病症，而且完全不能出錯，醫師的負擔可想而知有多大。但如果每一位病人在就診前，對自己的病症能有初步的認知，也可以大幅減低誤診的可能性。

　　舉例來說，假設你是因為手麻就診，當描述完所有不適的症狀，最常看到的就是醫師在電腦上點啊點的，然後跟你說：「待會先去照張 X 光片之後，我們再來看看。」

　　當你走出診間，拿著檢驗單要去放射科，可能會發現醫師開的 X 光申請單上，要拍照的部位是「腰椎」。如果你看過這本書，也在就診前用「啄木鳥檢查法」做過初步的檢查，那你一定就會知道：醫師可能開錯了！

　　我們來回想一下口訣：

摳指刮腳，敲肘膝，
腦臉頸手胸體腰下肢，
腦頸胸腰比大小，
中上周下心中明。

　　頸椎負責的區域是上肢，胸椎負責的區域是軀幹，腰椎負責的部分是下肢。若是因為手麻就醫，檢驗單上的部位應該是頸椎才對。這時，你可以很有信心的回到診間，誠懇的跟醫師說：「醫師，這單子好像有問題，我是手麻耶，好像是應該拍頸椎的 X 光，對嗎？」

　　相信醫師一聽到你說的，會睜大眼睛，重新打開病歷，並且立刻修正 X 光申請單。然後，你就會拿到一張完全正確的 X 光申請單，協助醫師迅速找到病灶，獲得治療。

　　當然，這樣的場景並不會常發生！畢竟，每一位醫師在看診時都是很認真的。但為了避免忙亂中出錯或是電腦出問題，節省來回看診的時間，建立良好的醫病關係，不妨在就診前，先利用「啄木鳥檢查法」自我檢測喔！

腕隧道症候群

三十歲的蔡小姐是程式設計師，除了睡覺時間外，不是使用電腦寫程式，就是在滑手機。別人睡前是聽音樂、看書，她則是看臉書、上PTT。五年來，她一直都是維持這種生活模式。

會來醫院就診，是因為最近她的手腕和手指麻痛，半夜總會痛醒，連覺都睡不好。來醫院的前兩天，她還因為講手機時，手指一陣麻痛，手機就這樣摔在地上摔壞了。

「醫師，我同事說我一天到晚滑手機、打電腦，一定是頸椎出了問題，不動手術是好不了的，真的是這樣嗎？」

看得出來她是真的很擔心，她好怕再這麼下去，會連工作都不保了，所以來看診時，她一臉憂心忡忡。

• • • • ◆ • • • •

在回答蔡小姐的症狀問題前，我先摳了摳她的手指頭（霍夫曼氏反射），再拿出扣診鎚刮了她的腳底（腳底反射）。接著，我敲了敲她的肘和膝，觀察肘反射及膝蓋反射，這四個永遠不變的動作就叫「啄木鳥檢查法」，只要是神經系統相關疾病就用得上。

根據蔡小姐的反應，我很肯定的回答她：「不是的，妳的症狀和頸椎沒有關係。」經過檢查，蔡小姐是罹患了「腕隧道症候

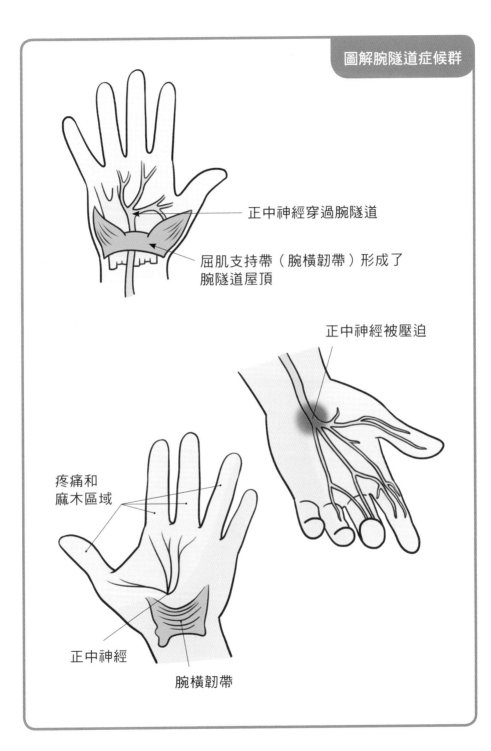

圖解腕隧道症候群

正中神經穿過腕隧道

屈肌支持帶（腕橫韌帶）形成了
腕隧道屋頂

正中神經被壓迫

疼痛和
麻木區域

正中神經

腕橫韌帶

群」，和頸椎無關。在確診以後，蔡小姐明顯沒那麼擔心了，而我心裡不免有點感嘆，如果蔡小姐早一點學會「啄木鳥檢查法」就好了，她只需要拿扣診鎚敲幾下，就能知道問題出在哪裡，也不用白白擔心這麼久了。

● 啄木鳥檢查法——腕隧道症候群的自我檢測

　　腕隧道症候群的致病原因，是因為**手腕部分的腕橫韌帶因為過度使用，造成增生肥厚而往下壓到底下的正中神經**。腕隧道症候群是屬於下運動神經元的問題，所以檢查的時候，不會出現上運動神經元疾病的反應，也就是病理性神經反射陽性，或肘部、膝部 DTR 呈強烈的反彈。

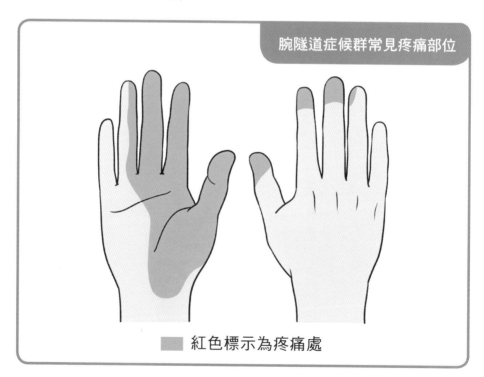

腕隧道症候群常見疼痛部位

■ 紅色標示為疼痛處

　　如果要再進一步確定的話，還可以做壓力測試：將兩手反折一分鐘，看看平常痠麻的症狀，會不會被引發出來。如果有痠痛的情況，就是「腕隧道症候群」。

　　正中神經負責的區域為拇指、食指、跟中指的一半。所以，罹患腕隧道症候群的病人，通常會有拇指、食指、中指三隻手指頭發麻的症狀出現，特別是晚上睡覺的時候，以及騎腳踏車、騎摩托車轉動油門的時候，或者按電腦鍵盤的時候。

　　若沒有及早做治療，就很有可能會出現持續性手指疼痛麻木，且如扣釦子、拿杯子等細微動作出現障礙，麻木、疼痛症狀也會延伸至手肘或肩膀。這時如果還不就醫，一旦出現大拇指基端的肌肉消瘦、伸展困難，手部感覺喪失時，情況就十分嚴重了。

　　初期的腕隧道症候群可用藥物或復健方式治療，若藥物及物理治療都無法獲得改善時，可考慮正中神經減壓手術。

腕隧道症候群好發於哪些人？

　　腕隧道症候群通常發生在必須重複手腕動作的人身上，例如機械技工、木匠、打字員、家庭主婦等，尤其好發於慣用手，而且症狀會因為工作而加劇。

　　女性發生腕隧道症候群的比例是男性的三至十倍。有三分之一的女性，在懷孕第七個月至第九個月時，會出現腕隧道症候群。有時候，其他疾病如糖尿病、甲狀腺功能低下、風濕性關節炎、類澱粉沉積症等，都可能造成腕隧道症候群。

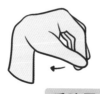

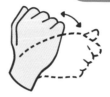

手腕屈曲

手腕關節前後、左右方向活動,每個動作末停留
5 秒,重複 10～20 次。

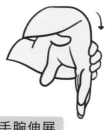
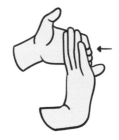

手腕伸展

伸展時間約 1 分鐘,重複 3～5 次。

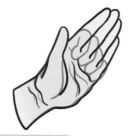
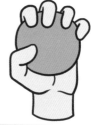

肌腱滑動

手指伸直,然後彎曲近端指節,握
住停留 5 秒,重複 10～20 次。

增強抓握力

用力握緊橡膠球,停留 5 秒,重
複 10～20 次。

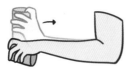

腕關節彎曲、伸展運動

手中拿罐頭(或有重量的物品),手掌朝上及朝下,慢慢抬起
手腕再慢慢放下,重複 10～20 次。

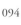

肘隧道症候群

　　有個病人愁眉苦臉的跟我說，過年期間他不過就打了三天三夜的麻將，第四天手肘那裡就痛到不行。到了第五天，小指和無名指都麻麻的。本來還以為運動一下會好，沒想到一個星期過去，連手掌都有點怪怪的。假日朋友再找他打麻將，他已經痛到連麻將都拿不穩，不得已只好趕著星期一一早來看診。

　　一位年輕的上班族小姐也因為手肘痠痛，手指麻到幾乎沒有辦法拿東西而來就診。她是普通的上班族，工作也沒有太多的重複性，也不常講手機。經過詳細的問診才知道，她的問題出在每天中午的午休。上班三年多來，每天中午一點，她都會趴在桌上小睡半個小時，養足精神應付下午的工作。

　　午休趴在桌上，以手肘為枕，三年多來都是如此。據她說，一直到最近，她的手肘幾乎一碰就痛，連趴在桌上小睡也不行了。

· · · · ◆ · · · ·

　　上述的兩個例子，都是屬於韌帶肥厚壓迫到尺神經所造成的「肘隧道症候群」，又稱為「尺神經壓迫症」、「延遲性尺神經麻痺」或是「尺神經炎」，還有個很通俗的名字──「手機肘」。

手機肘並不是只有長時間講手機才會造成。長時間必須彎著手肘開車的卡車司機，手肘經常會壓在硬桌面上的工作者，反覆操作動作的生產線員工，以及必須日日操作家事（包含大掃除等）的家庭主婦，都有可能罹患肘隧道症候群。且臨床上，女性病人的人數比男性更多。

　　過年前後，肘隧道症候群的病人人數總會比較多，而且大多是家庭主婦，主要的原因多半是年底大掃除，症狀大多是手部麻痛，有的人甚至晚上睡覺時痛醒。一般人第一個想法，大概都覺得是腕隧道症候群。經過檢查，才知道其實不是腕隧道症候群，而是和它極相似的肘隧道症候群。

● 腕隧道症候群和肘隧道症候群

　　「腕隧道症候群」是因為正中神經經過手腕的時候，被增生肥厚韌帶壓迫而引起；「肘隧道症候群」則是因為尺神經經過手肘處，被肥厚的韌帶壓迫所造成。兩者在臨床上表現出來的症狀十分相似，皆屬於「周邊神經的病灶」。因此，在進行啄木鳥檢查法的時候，就不應該出現有病理性的反射以及 DTR 增強的情形。

　　簡單的說，腕隧道症候群被壓迫的是正中神經，在經過減壓手術後，復原效果會比較快速。肘隧道症候群則是尺神經被壓迫，經過減壓手術之後，復原的速度會較為緩慢。特別是如果在手術前，握力已經有受到影響，力量的回復會比較緩慢，通常要數個月之久。

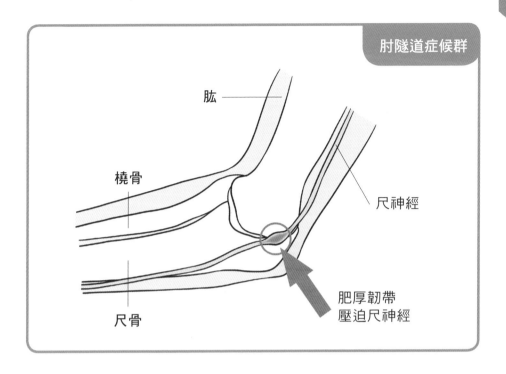

肘隧道症候群

肱

橈骨

尺神經

尺骨

肥厚韌帶
壓迫尺神經

肘隧道症候群和腕隧道症候群比較

	壓迫神經位置	病灶	預後
肘隧道症候群	尺神經經過手肘的地方被肥厚的韌帶壓迫所造成	周邊神經病灶	復原較為緩慢
腕隧道症候群	正中神經經過手腕的時候被增生肥厚韌帶壓迫引起	周邊神經病灶	復原比較快速

● 肘隧道症候群的症狀和治療

　　肘隧道症候群症狀的輕重，會因為神經被壓迫時間的長短而有不同。一開始，病人可能會覺得小指和無名指有麻、刺痛，手肘關節的內側會有痠痛感。之後，漸漸的會開始覺得頭部和肩膀都有麻痺感。如果持續不治療，手掌內側肌肉會開始萎縮，會慢慢變成鷹爪手。這時候，病人的日常生活就會受到嚴重的影響，拿東西、轉鑰匙等簡單的動作，都會變得十分困難。

　　一般來說，治療的重點會根據病人症狀的嚴重程度來做處理。急性疼痛時，可以給予抗發炎的藥物。若已經有麻痺、疼痛和萎縮的現象，且維持了一段時間，最好還是考慮接受手術治療，拖太久會造成神經萎縮嚴重，就很難恢復到完全正常的狀況了。

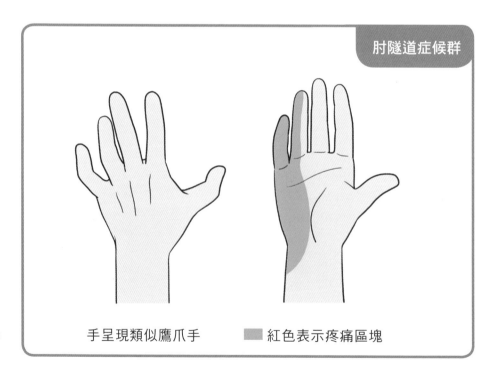

肘隧道症候群

手呈現類似鷹爪手　　　■ 紅色表示疼痛區塊

● 啄木鳥檢查法──肘隧道症候群的自我檢測

　　本書一再強調「啄木鳥檢查法」的重要性，是因為這個小小的檢查動作，可以幫助我們在就醫前，對自己的病灶有基本的認識。然而，肘隧道症候群和腕隧道症候群同屬周邊神經的病灶，若要更清楚的分別自己究竟是哪一種疾病，就要再加上另外兩個觀察的重點。

一、檢查肘關節附近有沒有局部的壓痛點。

二、利用「啄木鳥檢查法」，以扣診鎚輕敲手肘內側尺神經通過的地方。如果病人的無名指和尾指出現麻痺、感覺異常或疼痛的話，就代表可能已經患有肘隧道症候群，而非腕隧道症候群。

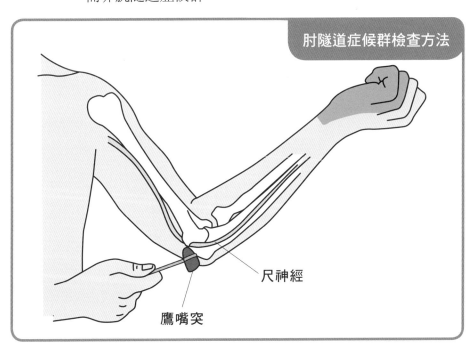

肘隧道症候群檢查方法

尺神經

鷹嘴突

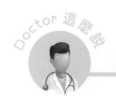

腓神經壓迫——常被遺忘的周邊神經壓

「腦臉頸手腰下肢」，上肢的痠麻痛無力，神經壓迫的位置是在頸部，下肢的痠麻痛無力，神經壓迫的位置是在腰部，大家都有概念了，而且是根深蒂固的概念，反而造成了辯證上的局限。就很直覺的邏輯來說，上肢的症狀直接就是上肢肢體裡面的周邊神經產生壓迫而造成的，不一定要遠從頸椎而來，例如最有名的腕隧道症候群（正中神經）以及肘隧道症候群（尺神經）。就發生率來說，這兩條神經分別排前兩名，第三名就是下肢的腓總神經壓迫。

一般人對這條神經比較陌生，它產生的症狀跟腰椎第四五節及薦椎第一節（L4-5-S1）中神經根壓迫的症狀非常類似，一樣會造成痠麻痛到小腿，腳板上舉無力的運動障礙（垂足）。當有垂足的現象發生時，不僅會嚇到病人，甚至會以為是中風了，也會「嚇」到醫師，擔心若不積極治療，會耽誤病人的病情。

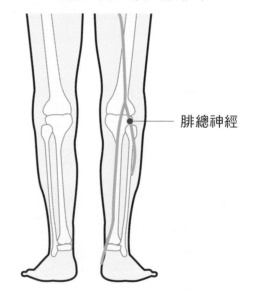

腓總神經

透過中醫「望聞問切」的綜合判斷，能有助於找出正確病灶。

【望診】

- **腰椎**：姿勢容易發生改變，譬如身體會比較側向一邊，動作比較僵硬。腰椎影像學看起來一定會有異常的發現，例如骨刺或椎間盤突出破裂合併神經壓迫。
- **腓神經**：腰部的動作或姿勢有受影響。腰椎影像學通常不會有明顯的神經壓迫。但是如果合併有 L4-5-S1 神經壓迫的時候，就要小心的辯證，也不能一口咬定，問題就是出在腰椎的壓迫點，非常多的時候，在影像上有看到腰椎神經根的狹窄或壓迫的情形，但未必會產生症狀。

【聞診】

- **腰椎**：容易聽到病人抱怨腰部、臀部的疼痛。有時候會痛到腳底，有時候會痛到腳背。
- **腓神經**：痛的位置比較局限在小腿，還有腳背。

【問診】

- **腰椎**：通常病人都不是第一次發生，之前都有類似的病史。
- **腓神經**：病人通常都是第一次發生，而且病人自己也覺得莫名其妙，跟平常一樣過日子並沒有什麼特殊事件，某個時機點就突然發現有這個症狀。仔細詢問後發現，有些病

人會有翹腳坐的習慣，或者因工作的需要，長時間保持深蹲的姿勢，因此直接或間接壓迫到腓神經。

【切診】

- **腰椎**：通常可以發現腰椎附近的壓痛點，或者腰椎功能性的運動障礙。膝關節的神經反射通常會變弱（敲肘膝）。
- **腓神經**：通常腰椎沒有明顯的壓痛點或者運動障礙，而且壓迫點表皮搔刮測試（Scratch Collapse Test）呈現陽性反應，我號稱這個理學檢查為徒手的神經傳導測試，然而膝關節的神經反射通常會正常。

最後要提醒大家的是，別忘了把「共病」的觀念帶進來，有些少數的病例是同時合併腰椎骨刺的神經根壓迫以及下肢腓神經壓迫，我們稱呼這種現象叫做「雙夾擊症候群」（Double Crush Syndrome）。臨床上最常發現在頸椎神經壓迫合併腕隧道症候群，在跟病人做病情解釋的時候，最好能事先說明，免得造成病人的擔心或者多慮。

關於「望聞問切」四診合一的臨床應用，以及共病的概念，在第五章會進一步說明。

板機指

　　張媽媽在一間小型的壽司店工作，每天做壽司的時間大約近四個小時，一直以來也沒什麼問題。但從上個月開始，她在捏壽司的時候，隱隱的覺得手指不太能施力。如果強迫自己用力，手指就會很痛。來看診的前一週，她幾乎已經完全沒有辦法捏壽司了。她的手指就像下頁圖一樣，已經無法正常伸直了。

　　「醫師，快救救我吧！手指一直維持這樣，連生意都不能做了。」

　　「醫師，我是中風了嗎？我的手是不是殘廢了？」

　　「別緊張，我們來做個檢查。」我拿出扣診鎚敲了幾下，然後笑著和張媽媽說：「張媽媽，妳這個不是中風啦，是板機指！別擔心，不會殘廢的。」

· · · ◆ · · ·

　　一般人常常以為，手指麻痺不能動就是中風了。其實如張媽媽例子，只是很單純的板機指而已。

　　你可能也會跟張媽媽一樣有疑問：板機指是什麼？

　　板機指的正式學名為手指屈肌鍵的「狹窄性肌腱鞘炎」，因過度、反覆的使用手指的動作，引起肌腱腱鞘發炎腫脹，使肌腱滑動困難，久而久之產生硬化結節，易在掌指關節部位卡住。

　　簡單的說，就是像手指做了類似扣板機的動作後，手指頭就沒辦法再伸直的樣子。

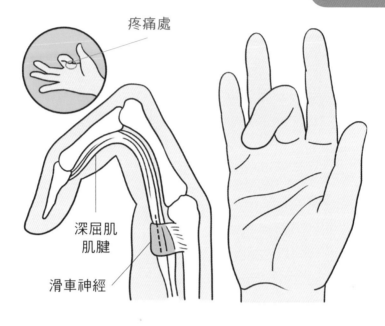

疼痛處

深屈肌
肌腱

滑車神經

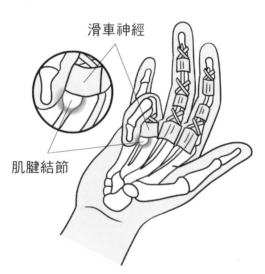

滑車神經

肌腱結節

＊結節：一小塊不正常的組織，通常呈圓形或橢圓形，充滿凝膠狀粘液物質
　　　　的滑膜囊腫。

　　板機指初期只會覺得手指與手掌交界處疼痛，手指無法完全伸展。在這個階段，如果盡快以口服消炎藥物的方式來治療，或是局部注射消炎藥，症狀就有可能消除。但如果拖了一陣子不處理，手指的疼痛雖然減輕，可是手指卻無法伸直，必須在另一隻手的協助下，才能夠把無法伸直的手指撥開，而且在撥開的過程中，仍會有卡住的感覺，這時就必須藉助手術治療才能痊癒。

● 啄木鳥檢查法──板機指的自我檢測

　　基本上，**板機指屬於神經性的疾病**，單純是因為手指頭韌帶卡住的問題。所以，依照啄木鳥檢查法來檢測，結果應該都是正常的。如果出現了上運動神經元病灶或下運動神經元病灶，一定記得要再提醒看診的醫師，相信醫師一定會立刻再替你做更詳細的檢查，以免有其他病症。

● 預防板機指其實很簡單 ●

　　板機指大多起因於反覆且過度的使用手指，好發於作業員、長時間使用電腦者、家庭主婦、園藝工作者、廚師等，但也有少數是因為先天性代謝問題，如糖尿病。

　　要預防及改善板機指，就是要避免高頻率、長時間以及出力大的手指動作。如果已經有輕微症狀，除了多休息外，可先做一些步驟改善不適。例如，早晚將患部浸泡熱水之後，做和緩的拉筋動作，對於緩解症狀都有很好的幫助。

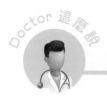

一開口就要求做核磁共振，才算專業嗎？

「醫師，為什麼只照 X 光就說我沒怎樣？」

「醫師，幫我照核磁共振啦。」

「醫師，我這樣應該要照個核磁共振吧？」

「為什麼上回我帶我媽來，你就幫她安排核磁共振，這次就不幫我照？」

X 光、電腦斷層、核磁共振，到底哪一種檢查才是最好、最詳細、最正確，並且能最快找到病灶？

臨床上，遇到很多病人有這樣的疑慮，當醫師只為他照 X 光時，就會有所質疑，擔心醫師是不是不夠仔細。甚至有病人還會覺得，醫師是不是敷衍他，因而造成很多不必要的醫病糾紛。

如果每一位病人都學會了「啄木鳥檢查法」，在就診前先自我做個初步的檢查，初判病灶是在哪個部位，再對照醫師的說法，很快就能明白醫師診斷的對錯，自然就不會懷疑醫師少檢查了什麼，或多排了什麼不必要的檢查了，不是嗎？

這裡要談的是：真的一定要做核磁共振嗎？是不是做核磁共振才比較專業呢？

基本上，當一位病人進來診間，神經外科的醫師會先透過簡單的「神經理學檢查」，大概區分出病灶的位置，判斷問題可能是在「中樞神經」或「周邊神經」系統。下一步，才是為病人安排腦部、頸椎、胸椎或者腰椎的影像檢查，以便做更仔細的確認。

影像檢查中，最基本的就是照 X 光片。在一般的狀況下，醫師都會先安排這一項。經由 X 光片，醫師可以看出是否有退化

的情形，之後才會視情況判斷，是否需要進一步安排核磁共振檢查，目的則是再一次確認病灶的位置。

然而，一般民眾卻常常有「核磁共振的檢查優於 X 光檢查」的迷思。

其實這是不正確的概念！

每個檢查都有每個檢查的優點。核磁共振雖然可以清楚看到神經的構造及受壓迫的位置，但是卻無法評估脊椎的穩定性，無法做動態的影像。相反的，X 光可以做動態的影像，可以請病人彎腰照一張片子，然後挺腰再照一張片子。

可別小看這兩個動作！光是彎腰、挺腰不但可以看出是否有退化，以及退化的程度，還能夠看出動態的脊椎結構的改變，進一步評估脊椎穩定性的情形。

影像學的檢查礙於機器以及健保給付的限制，每次都只能照一個區域，沒辦法全身都照。因此在臨床上，醫師也是根據同樣的檢查邏輯：先初步判斷出大概的位置，然後再進一步做其他檢查，看看應該檢查頸椎還是腰椎，之後才能再確認治療的方針。所以，並不是說核磁共振比較好，X 光比較不好。

至於醫師判斷的標準，除了臨床上的經驗外，還有這本書想教大家的「啄木鳥檢查法」。學會「啄木鳥檢查法」，能在就醫前對自己的病灶有基本的認知之後，與醫師的溝通也會比較容易。

所以，比起到底應該照 X 光，還是做核磁共振的疑慮，臨床上的神經理學檢查更是重要。有了這樣的理解，以後可千萬別再認為，馬上替你安排做核磁共振檢查的醫師，才是好醫師喔！

核磁共振和 X 光的差別

　　X 光檢查費用低，輻射量小，除孕婦外，對身體的影響很小，是普遍使用的一種影像檢查手段，主要用於一些疾病的初步檢查，有助於發現較明顯病變的組織和結構，是疾病初篩的首選檢查方式。

　　此外，X 光片還能拍攝動態位相，能發現病人在改變體位時，才感覺到不適的疾病，尤其是動態位片檢查。

　　核磁共振（MRI）檢查費用較高，限制也較多，像是身上有磁性金屬物質的病人，就無法做核磁共振。MRI 的優勢，是可以從不同的角度觀察受檢部位的病變情況，且對血管方面的疾病靈敏度高，也沒有輻射問題。但空間解析度不高，對骨組織的顯像精確度也不如電腦斷層（CT），則是核磁共振的弱點。

　　一般對不太明白病因的病人，最好先做 X 光檢查，看看有沒有異常。如果未發現明顯異常或者發現異常而又不太清楚，再考慮進一步檢查。聽取專科醫師的建議，採用合乎病情的檢查手段，才是最正確的選擇。

下背痛

　　六十五歲的太太，是常來看診老病人了。每隔一段時間，就會因為下背痛的問題來看診，但這次情況似乎特別嚴重。

　　她提到，除了睡覺時躺平比較舒服以外，每走一步、每做一個動作，都會痛到不行。甚至只要稍微轉身彎腰拿個東西，就疼痛不已。嚴重時，連小腿和腳跟都會刺痛。經過檢查，發現原來是多年前的舊傷，導致結構鬆動不穩所造成的。

･ ･ ･ ･ ◆ ･ ･ ･ ･

　　下背痛是再常見不過的疾病了。根據統計，每個人一生當中至少都會發生過兩次以上的下背痛。

　　下背痛常見成因非常多，也非常複雜，有時候甚至是兩個以上的原因造成的。臨床上比較常見的成因有退化性關節炎、坐骨神經痛、脊椎管狹窄及椎間盤突出等，少數為腫瘤或轉移。至於下背肌肉拉傷、腰椎韌帶扭傷，則常見於勞動工作或運動強度不當所造成的運動傷害。

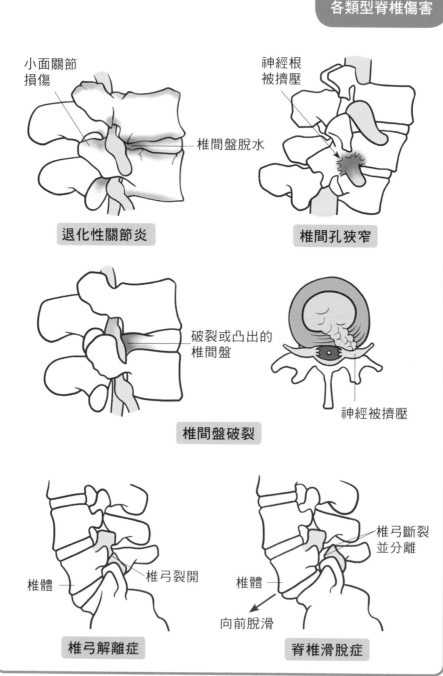

小面關節損傷

椎間盤脫水

退化性關節炎

神經根被擠壓

椎間孔狹窄

破裂或凸出的椎間盤

椎間盤破裂

神經被擠壓

椎體

椎弓裂開

椎弓解離症

椎弓斷裂並分離

椎體

向前脫滑

脊椎滑脫症

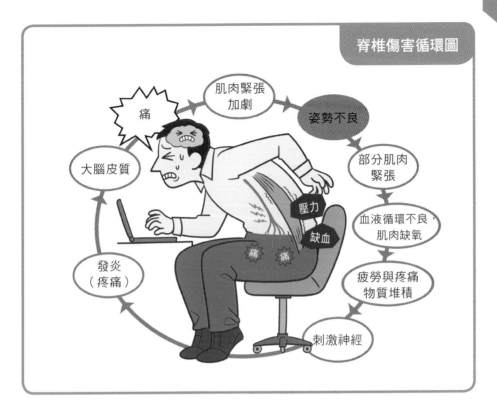

脊椎傷害循環圖

為了簡單化起見，我們只針對機械性的下背痛來做討論。在此，我把下背痛的原因，根據生理解剖學的位置由淺層結構到深層結構，依次分成：**皮膚表層、肌肉韌帶、脊椎結構**，以及**深部神經系統**這四個大類問題來討論，方便大家理解及記憶。

● 皮膚表層

皮膚表層的問題最常見的就是「帶狀皰疹」。帶狀皰疹剛發生時，病人只會覺得某個皮節的區域非常疼痛，甚至輕輕摸就會感覺到疼痛。但是每每都要等到水泡出現之後，才能診斷出是帶狀皰疹。

所以臨床看診的時候，如果沒有把病人的衣服掀起來看，常常會被誤診為是坐骨神經痛（詳見第五章，頁 169）或其他神經痛，又或者是骨刺壓到某條神經疼痛。這時，如果恰巧從 X 光片或核磁共振的結果，看到有神經壓迫的症狀，就很容易誤跟病人解釋成需要手術治療。再加上罹患帶狀皰疹的病人通常疼痛難耐，極有可能要求醫師盡快安排手術時間，以解決疼痛。

由此可知，**「掀開衣服檢查有無水泡」這個小動作，是不可忽略的關鍵**。少了這個小動作，就有可能造成誤診。但是，如果病人本身學會「啄木鳥檢查法」，在就診前就已有自我檢測，知道自己的病灶是來自「上運動神經元」或「下運動神經元」，看病時就能提供給醫師更多的資訊，避免發生進了手術房後，醫師才發現病人身上有水泡，緊急停止手術的狀況。

帶狀皰疹的分布與疼痛

發生途徑

透過疼痛感受器的初級傳入纖維，並將痛感傳至脊髓或腦幹。

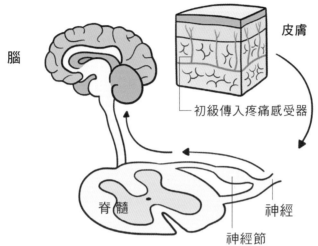

腦

皮膚

初級傳入疼痛感受器

脊髓

神經

神經節

神經分布

帶狀皰疹會沿著神經分布，產生帶狀皮膚病變，全身都有可能出現。

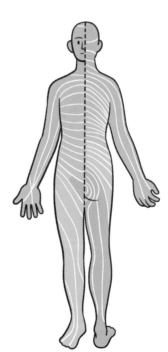

■ 頸椎神經分布區

■ 胸椎神經分布區

■ 腰椎神經分布區

■ 薦椎神經分布區

· 帶狀皰疹 ·

　　帶狀皰疹就是我們常聽到的「皮蛇」，是一種病毒性的皮膚病，平均每三個人中就有一個人有可能得到帶狀皰疹，而老年人的罹患率更是偏高，主要的原因還是因為老年人往往免疫力較低。

　　通常會罹患帶狀皰疹的人，之前應該曾受到水痘病毒感染。結痂之後，病毒仍然潛伏在神經節裡面。當免疫力下降時，在神經節帶狀分布的病毒，便開始活躍發作，讓病人產生劇烈的陣發性閃電樣、撕裂樣或針刺樣疼痛，夜間疼痛尤其厲害，嚴重干擾病人的生活品質。

　　帶狀皰疹可能發生於任何部位，胸側、頸部、顏面、眼睛周圍、陰部、腿部等皆有可能。要注意的是，千萬不要弄破皰疹以免感染！可以透過濕敷、抹藥膏、溫水洗澡、減少衣服磨擦、充分休息、注意營養均衡，並以口服藥緩解症狀以縮短病程。

　　若是延誤治療，即便是皮膚的症狀消失，之後的神經痛極有可能會長達數月，甚至數年之久。為了避免「帶狀皰疹後神經痛」，應及早給予抗病毒劑、止痛劑等以緩和症狀。

● 肌肉韌帶

　　肌肉韌帶問題，指的是因肌肉韌帶受傷而造成的疼痛，這樣的病人通常會有明顯的壓痛點（Trigger point），局部注射治療的效果一般來說會非常好，一兩個星期內就會恢復。但有些病人會形成慢性疼痛，中醫稱做「肌肉勞損」。這類病人也是復健科病人裡面的大宗，需要長期的復健。

　　不過，這類的病人常會合併有牽引痛，從臀部放射到小腿，產生類似神經痛一樣的疼痛，因此常常與坐骨神經痛造成混淆。

常見的肌肉壓痛點

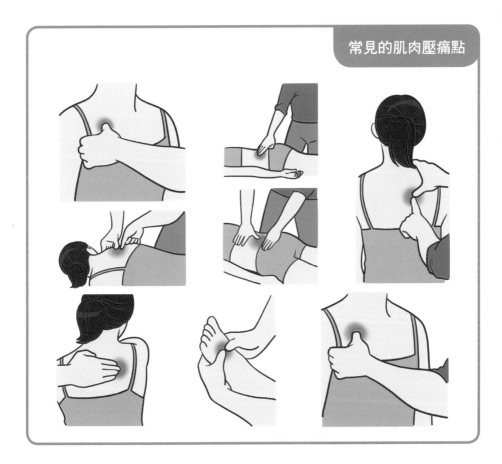

肌筋膜疼痛症候群

肌筋膜疼痛症候群為臨床上極常見的病症，與纖維肌痛（Fibromyalgia）不同的是：**肌筋膜疼痛是區域性疼痛，纖維肌痛是全身多發性的病症。**

肌膜可分為三層：表面肌膜、深肌膜、內肌膜，不同肌膜分別負責不同層面之功能。當人體肌肉長期處於緊張狀態，或是長時間維持同一姿勢的情況下，就會讓人出現疲勞和痠痛感覺，這就是導致肌筋膜疼痛症候群的原因。

肌筋膜疼痛症候群以往比較容易發生在老年人的身上，但近年來，年輕人罹患的人數有愈來愈多的趨勢，像是長時間開車、生產線的工作、辦公室的上班族、經常抱孩子的媽媽等，都有可能因為過度操勞而罹患此症，可算一種現代文明病。

假如身上的某個部位已經有了緊繃的帶狀肌束，這表示你的肌束已有某程度的受傷。可別掉以輕心這一個警訊！及早尋求物理治療，就能避免引發更嚴重的病症。

下半身常見拉傷的肌肉

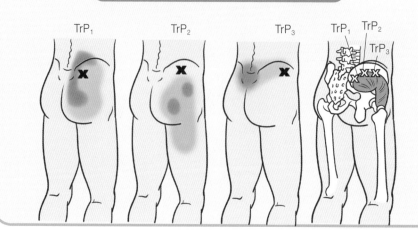

• 脊椎結構

　　這裡談的脊椎結構問題包含椎體以及關節的問題，常見的有：腰椎小關節發炎、腰椎解離、腰椎滑脫等。一般來說，這些問題都需要外科來解決，因為會牽涉到腰椎穩定度的問題。一旦有這些問題，常常會造成腰椎的不穩定，所以需要做一些內固定的手術。目前手術方法已經非常進步，幾乎都是採微創手術。

　　腰椎滑脫（Spondylolisthesis）是指腰椎的椎體往前移位，造成馬尾神經壓迫或神經根拉扯，因而產生腰痛或坐骨神經痛的症狀。腰痛有時會延伸至臀部或大腿後側，屬常見的毛病。

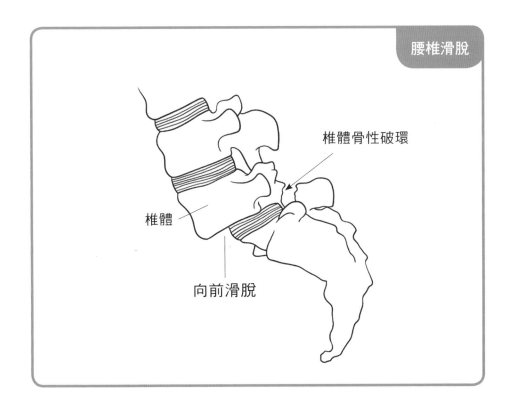

腰椎滑脫

椎體骨性破環

椎體

向前滑脫

腰椎滑脫的原因有二：

一、外傷，比如車禍或跌倒。

二、長期姿勢不良導致腰椎受到異常壓力擠壓，一旦腰椎結構變弱，就易滑脫。

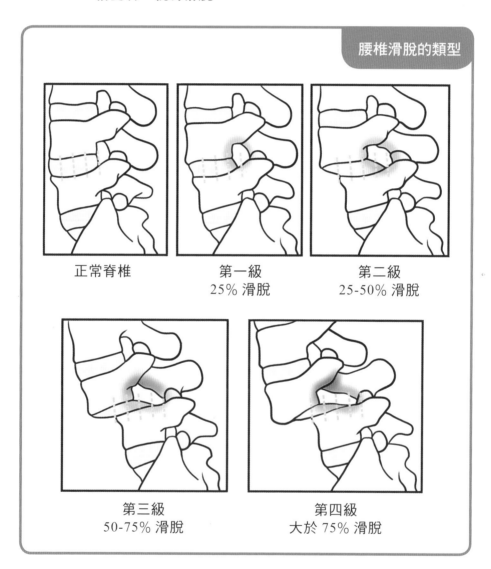

腰椎滑脫的類型

正常脊椎

第一級
25% 滑脫

第二級
25-50% 滑脫

第三級
50-75% 滑脫

第四級
大於 75% 滑脫

一般說來，腰椎滑脫可分一至四期。一期算是比較不嚴重的，這個時期的病人通常沒有太大的感覺，也較不會影響生活。有一部分病人會伴有椎管狹窄症的症狀，通常在走一小段路後，兩下肢會產生抽痛、麻木現象，必須休息片刻才能獲得緩解，這個階段可透過復健治療來改善。

但若已嚴重到二、三、四期，就可能產生神經功能損傷，例如麻痺、無力、癱瘓、大小便失禁、性功能障礙等嚴重的併發症，必須以手術為主要的治療方式，以避免繼續滑脫。

● 深部神經系統

深部神經系統問題是指有東西刺激到神經，或因神經系統本身的問題所造成的腰痛，例如腫瘤、骨刺、關節囊腫，或椎間盤突出，甚至破裂壓迫到神經而引發神經的疼痛。

通常這一類的病人，會有腿痛的症狀，而一般的情況下，病人主訴腿痛傳達給醫師的訊息通常會說「可能是某條神經受到壓迫，造成了神經痛」。這時候的診斷重點就是要去區分，痛的位置是屬於哪一個皮節，由此推測出是哪一條神經被壓迫，然後再安排核磁共振檢查做最後的確定。在這種情況下，手術的重點就會著重在神經減壓。

另外，有些背痛的原因是遠端的問題所造成的，例如頸椎的脊髓索受到壓迫，也會有下背痛的症狀。如果我們學會了啄木鳥檢查法，此時就又派得上用場了。

　　頸椎受到壓迫是出於上運動神經元的問題。前面我們提到過，如果自我檢測時，霍夫曼氏反射呈現陽性，就代表問題出在上運動神經元，需要進一步檢查頸椎。

　　這時，我們就可以適時的「提醒」看診的醫師，安排頸椎部分的核磁共振，若證實有頸椎脊髓索的壓迫，那手術的位置就不是腰椎，而是頸椎了。就診前先做自我檢測，是不是就避免掉了診斷錯誤、動錯手術的機會呢！

　　我們再看看一個臨床上應用啄木鳥檢查法的實例。

　　吳老太太是親戚介紹來的病人，主要因為下背痛，先前在其他醫院做了完整的腰椎檢查。老太太年輕時是務農的，所以從 X 光片看來，腰椎退化得非常嚴重，不僅從第一腰椎到第五腰椎都長有骨刺，而且嚴重變形，神經孔也有狹窄。

　　當時，醫師建議可能需要手術治療，而且要打十根骨釘跟八顆支架（珠子），預估手術時間會很長。單單從 X 光片及核磁共振的檢查看起來，開刀的建議似乎是滿合理的處置。但我隨手摳一下病人的手指頭，霍夫曼氏反射呈現陽性反應（上運動神經元病灶），驚覺病人有上運動神經元病灶的特徵。於是，我問病人有沒有手麻的問題。吳老太太回答我，以前也常常有手發麻的症狀。因此，我立即幫她安排頸椎的 X 光及核磁共振的檢查。

　　「賓果！」檢查結果顯示，頸椎脊髓索確實有非常嚴重的狹窄。於是，我把原本要進行的腰椎手術，改成微創頸椎手術。老

太太手術後，不僅手麻的情況消失了，連下背痛也不藥而癒。

　　雖然目前的科技日新月異，影像的處理愈來愈發達，愈看愈清楚，但是理學檢查的重要性也不可以忽略。就如同中醫的「望聞問切」是「四診合一」，缺一不可。萬萬不可根據「把脈」就輕言斷症，這可是老祖宗一再告誡我們的至理名言。

● 強化核心肌群，減少下背痛的機率

　　人體下背部最重要的是腰椎、尾椎、骨盆以及雙腿骨骼，它們之間必須有穩定的結構聯結，並透過許多條韌帶和筋膜，讓這些部位固定在正確的相對位置。如此一來，下背部才能負擔來自上方頭部、肩膀手臂、身體軀幹的重量，以及下方走路、跑步時，雙腳衝擊地面的作用力。

　　核心肌群與脊椎的關係，就好像嘴唇與牙齒一樣，密不可分。所謂的「唇亡齒寒」，核心肌群是唇，脊椎就是牙齒。又好比兄弟挑水，必須兄弟倆配合，一起挑才能平衡不讓水濺出來。核心肌群和脊椎一起負責人體整個的運動中心。中心鞏固好了，人在活動時就不容易受傷，也才能更有效的發揮運動的功能及協調性。

　　中國武術非常強調「腰馬合一」，學武術的入門的第一步就是站馬步。「開五字馬」的目的也是訓練核心肌群的力量以及協調性。核心肌群若無力不協調，或是身體長期處在錯誤的姿勢，很容易造成韌帶拉傷鬆失去穩定性，進而使得骨頭關節錯位，壓迫周邊筋膜神經而形成疼痛刺麻，背部和臀部肌肉也會因過度緊繃而痠痛抽筋，讓病人無論是站立或坐姿，都痛苦難耐。

　　簡單來說，當核心肌群的功能無法發揮時，就會失去保護脊椎的功能，脊椎自然容易受傷或提早磨損。這也是所謂的「機械性下背痛」的主要原因。由此可知，核心肌群的訓練，非常重要。

核心肌群位置圖

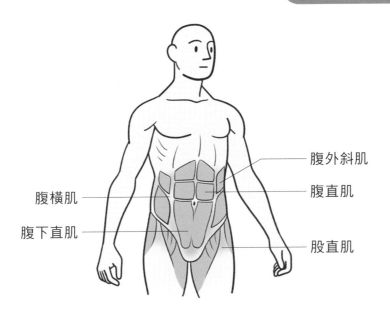

腹外斜肌

腹直肌

腹橫肌

腹下直肌

股直肌

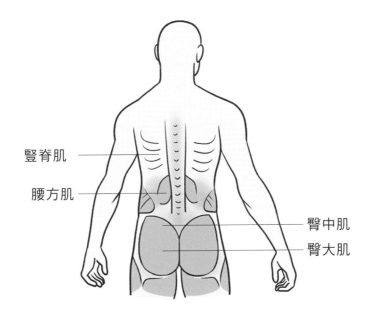

豎脊肌

腰方肌

臀中肌

臀大肌

‧ 神經減壓手術是什麼？

　　減壓手術是神經外科手術的最大宗。顧名思義，「減壓手術」就是將壓在神經上的額外壓力解除。或者是說，把不該壓在神經上的東西切除。假設是不能切除的狀況，那就製造一個更大的空間，讓壓力源跟神經共用，神經就不會覺得有額外的壓力了。

　　舉例來說，椎間盤突出或破裂已經壓迫到神經，我們就把椎間盤拿掉；腫瘤漸漸長大壓到神經，神經外科醫師就會把腫瘤切除，這都可以稱為減壓手術。

　　以前面提到的「腕隧道症候群」來說，腕隧道症候群是因為手腕增生肥厚的韌帶，壓到正中神經而造成手指的麻痛。那麼，我們就可以把這一條沒有功能的韌帶切開來，釋放橫壓在神經上的壓力，這也叫做減壓手術。在這類減壓手術當中，經常可以看到正中神經上面有韌帶的壓跡。

圖解神經減壓手術

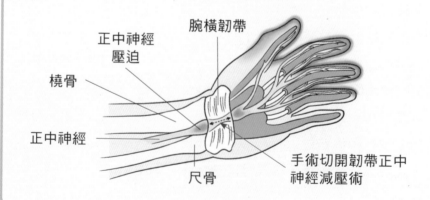

正中神經
壓迫

腕橫韌帶

橈骨

正中神經

尺骨

手術切開韌帶正中
神經減壓術

糖尿病引起的周邊神經病變

　　剛滿五十歲的王先生，在一年多前因為手腳麻木，就算是被刀子劃傷也感覺不到疼痛，因而就醫。此時王先生才知道，自己罹患了糖尿病。醫師告訴他，其實他應該很早就有糖尿病了，只是沒有明顯的症狀，也沒有併發症，所以沒有發現。因為從他的症狀看來，手腳麻木很明顯是糖尿病引起的周邊神經病變。

* * * ◆ * * *

　　有個廣告大家一定不陌生，小孫女騎著腳踏車，車輪不小心壓到了阿媽的腳，但在沙發上睡著的阿媽卻沒有醒來，嚇得小孫女放聲大哭，以為阿媽發生什麼事了。

　　罹患糖尿病的人口很多，是發生率很高的疾病。若血糖沒有好好控制，或者糖尿病病史超過十年以上的人，非常容易併發周邊神經病變。然而，因為初期症狀不明顯，甚至有些病人沒有症狀，所以很容易被忽視，往往因為肢體受傷久久不癒才發覺，所以經常導致嚴重的後遺症。糖尿病神經病變的發生原因雖然還沒有很明確，但一般認為和血糖控制不佳，病程較長有關。

　　糖尿病引起的周邊神經病變有幾種不同的型態，**「末端對稱性的多發性神經病變」是最常見的一種，症狀通常是手腳遠端發麻，感覺異常變遲鈍**。病人常常會抱怨，手腳好像戴著手套、穿著襪子一樣，感覺很不自然，通常腳的症狀會比手的症狀嚴重。

周邊神經病變

肢端麻木

痛覺過敏或
痛覺喪失

活動受限，
肌無力或萎縮

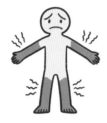

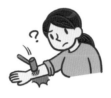

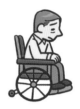

自主神經病變

胃異常，
噁心想吐

排尿困擾

便祕或腹瀉

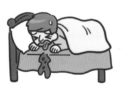

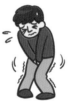

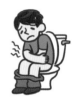

直立性低血壓

心悸或心跳過慢

出汗異常

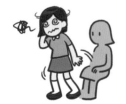

感覺減退可包含對冷熱及痛覺的不敏感，振動及位置的感覺也會減退。病程較久後，還會出現腳部肌肉萎縮及肌力減退的現象，最後甚至會進展成足部的潰瘍或關節的病變。

另外，一些單一或局部的神經病變，通常發生在年紀較大的病人身上，例如：動眼神經病變，引起複視及眼皮下垂；顏面神經病變，引起臉歪嘴斜，大腿的麻痛無力或肋間疼痛也可能出現。還有一部分病人會有壓迫性神經病變，例如正中神經或尺神經壓迫。

● 啄木鳥檢查法──周邊神經病變的自我檢測

因糖尿病引起的周邊神經病變所表現出的主要症狀，跟之前提到的神經跟皮節的概念不太一樣。皮節是指某條神經根因為被壓迫，因而產生帶狀分布的感覺異常或疼痛。但若是糖尿病的病人合併腰椎骨刺神經病變，問題就比較麻煩了。然而在臨床上，這樣的病人並不少見。

臨床上，最基本的判斷方式還是依靠「神經理學檢查」，因為這兩種類型的神經病變都是屬於「下運動神經元」病變。也就是說，在利用啄木鳥檢查法自我檢測時，絕對不能有「上神經運動病灶」呈現陽性反應的結果。

事實上，糖尿病引起的周邊神經病變並沒辦法透過外科手術治療，主要還是以控制病變所引起的疼痛為主。但是，骨刺造成的神經根病變，則可以手術處理。不過，要特別一提的是，當病人同時合併有兩個問題時，手術只能解決部分的症狀。

也就是說，當糖尿病的病人手術後，手腳發麻的症狀並不會

完全改善。因此，病人可能會對手術結果的滿意度不佳。醫師最好在手術前就和病人解釋清楚，以免造成醫病間不必要的誤會和衝突。

治療糖尿病神經病變的原則

① 良好的血糖控制。

② 足部照顧。

③ **神經痛的藥物治療。** 服用維他命或所謂改善末稍循環的用藥，通常效果不彰。一般的止痛藥也不易奏效。通常較常使用的藥物包括三環抗憂鬱藥物及抗癲癇藥。這些藥物在有經驗的醫師指導下使用，較能有效的改善症狀。

腦中風

　　在一個寒流來襲的夜裡，五十歲不到的王先生被送
到急診室。他被送來的時候，意識已經不太清楚。幸好
經過緊急手術，才挽回了一條命。害王先生差點丟了一
條命的，正是出血性腦中風。

· · · · ◆ · · · ·

　　腦中風可以說是一般人最害怕的疾病之一。之所以害怕的其
中一個原因，就是它往往來得很快，完全無預警，且經常造成不
可逆的健康損害。像王先生這種例子，真的多到不勝枚舉，而且
情況一個比一個緊急，但並不是每一位病人都能夠很幸運的保住
一條命。即便是幸運的保住了命，可能終其一生都要躺在床上，
或失去了自主行為能力。

　　腦中風在國人十大死因排名中，僅次於癌症和心臟疾病。臨
床上，由於醫療的進步，腦中風的死亡率確實下降不少，但卻引
發了另一個不能不重視的問題。許多從鬼門關前走了一趟的病人，
不僅沒有任何開心的感覺，中風後帶來的後遺症反而令人煩惱，例
如：手腳行動不方便，長期臥床，說話不清楚或無法開口言語，甚
至如廁、吃喝，以及日常生活都無法自理。這些後遺症不但給病人
及家屬帶來很多困擾，也增加了生活上的開支。病人本身也會因為
無法調適，經常聽到他們「寧死也不願苟活」的慨嘆。

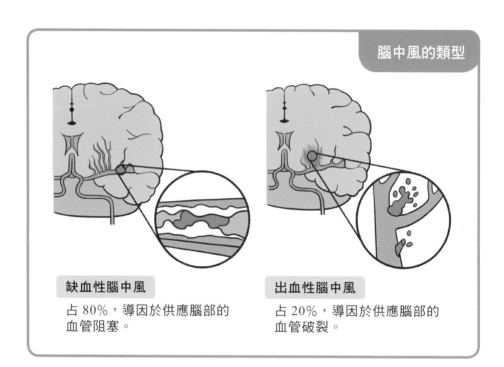

腦中風的類型

缺血性腦中風
占 80%，導因於供應腦部的
血管阻塞。

出血性腦中風
占 20%，導因於供應腦部的
血管破裂。

● 腦中風的症狀

　　「醫師，我爸爸這樣是不是中風了？」

　　很多病人家屬經常有這樣的疑問。有些病人對自己是不是中風，也不是太清楚。只要出現類似的症狀，就會開始疑神疑鬼，造成心理上很大的壓力。

　　要判斷到底是不是腦中風有兩個重點：

一、**腦中風絕大多數是急性發生**。有人甚至是睡夢中發生，睡醒才發現症狀。

二、**腦中風是由腦血管病變引起**。所以，它的症狀和腦部神經功能缺損有關。

但大家可能會覺得「這太專業了啦！」

那有沒有比較簡單的方法呢？有的，大家只要牢記「FAST」口訣，就能及早辨別出病人是否為腦中風。

「FAST」是四個英文字的縮寫，代表四個評估項目，同時也內含「迅速」的意思，原先是美國辛辛那提州到院前救護系統，評估病患是否為腦中風的指標。由於簡易實用，現廣為世界各地使用。

「FAST」翻譯成中文的記憶口訣代表著：**微笑、手舉高、說說話、搶時間**。逐一介紹如下：

- **Face（臉部特徵）**：請病人露齒微笑，觀察臉部表情是否有不對稱，或出現嘴角歪斜現象。若有，即可能是腦中風症狀。
- **Arm（手臂力量）**：請病人雙手平舉，維持約十秒鐘，觀察手臂是否無力，或出現單側手臂下垂現象。若有，即可能是腦中風症狀。
- **Speech（說話表達）**：請病人說一句簡單的話，或回答你的問題。若出現口齒不清或無法表達現象，即可能是腦中風症狀。
- **Time（搶時間）**：在懷疑病人有中風症狀後，要盡快確定發病時間，並迅速將病人送往急診室治療。

當發現有一項異常的狀況，且是首次發生，中風機率高達72%。請記下發作時間，並立刻打119求助、盡速送醫，把握搶救時效。

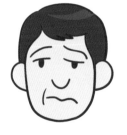

Face
微笑
臉部看起來不對稱

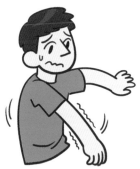

Arm
手舉高
一側手臂無法舉起

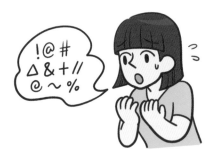

Speech
說說話
突然說話不清楚

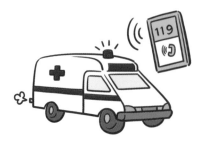

Time
搶時間
馬上就醫求助

● 啄木鳥檢查法──腦中風的自我檢測

除了上述 FAST 的四項評估項目之外，啄木鳥檢查法也是辨識的一個好方法。**啄木鳥檢查法的口訣是：摳指刮腳，敲肘膝，腦臉頸手胸體腰下肢，中上周下心中明。**顧名思義，腦中風代表病灶在腦部的位置。腦部是屬於「中樞神經系統」；大腦出問題，也就是「上運動神經元病灶」。引用口訣來做檢測時，若有病理性反射呈陽性，以及 DTR 增強的情形，就可以更加確定是腦中風了。

● 腦中風和顏面神經麻痺辨別應用

由於腦中風的患者會有臉歪嘴斜的症狀，因此，臨床上常有病人一覺醒來，發現臉部或嘴部歪斜，誤以為自己是中風而感到恐慌。但事實上，臉歪嘴斜可不見得是腦中風造成的，別自己嚇自己。

顏面神經麻痺（Bell's palsy）和腦中風都有「臉歪嘴斜」的症狀，而且都是突然發生的。在臨床上，病人常常會把這兩個搞混，但這兩者有很大的不同。同樣的，啄木鳥檢查法就可以幫我們分清楚。

整個大腦組織屬於中樞神經系統，然後再分出十二對腦神經。這十二條腦神經屬於「周邊神經系統」。其中，「顏面神經」是屬於周邊神經系統中的第七對腦神經，是屬於「下運動神經元病灶」；腦中風則指的是「大腦組織」因為腦血管阻塞或出血造成的傷害病變。前面已提到過，**腦中風是屬於「上運動神經**

元病灶」，而顏面神經麻痺是屬於「下運動神經元病灶」。

　　只要利用啄木鳥檢查法，就可以輕易的分辨出是上運動神經元病灶或下運動神經元病灶。若是腦中風引起的眼歪嘴斜，病人會有 DTR 增強，腳底反射呈陽性反應，但單純顏面神經麻痺則不會有這些現象。這就是學會啄木鳥檢查法的好處，大家真的不要小看呢！

發生腦中風怎麼辦？

① 腦中風發作的二十四小時內，稱之為「急性期」，必須通知緊急醫療救護系統（119）送往醫院。

② 就醫前需保持鎮定，將麻痺的那一側朝上橫臥，以免嗆到嘔吐物導致吸入性肺炎，並避免餵食任何食物。

③ 解開緊身衣物，如皮帶、胸罩、領帶等，幫助病人呼吸。

④ 仔細監測意病人的意識程度、呼吸、血壓與心跳的變化，上下肢、左右側運動與感覺的狀況。

⑤ 切記！千萬不要立即給予降血壓藥物。

● 腦中風的預防

　　腦中風雖然總以「急性發作」為呈現，但它其實不是突然造成的。絕大多數的病人在發生腦中風以前，體內早已潛伏了像是高血壓、高血脂、心臟病、糖尿病等危險因子。或者，長時間不

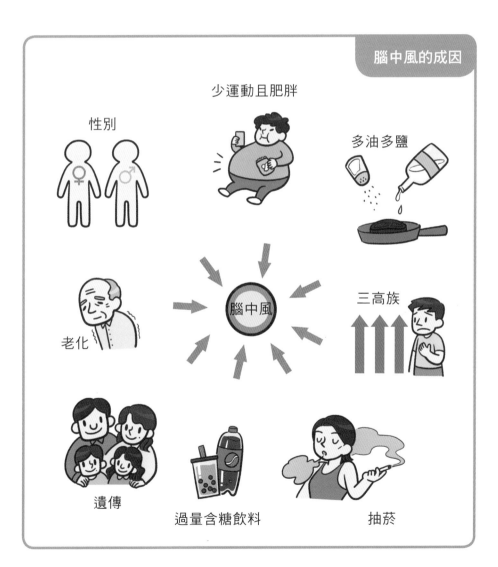

腦中風的成因

少運動且肥胖

性別

多油多鹽

老化

腦中風

三高族

遺傳

過量含糖飲料

抽菸

正常的生活作息，加上抽菸、喝酒、吃檳榔，經常吃不健康的加工食品等不良生活習慣，甚至腦血管早就有了病變，只是由於沒有發病，也沒有明顯的不適因而忽視。萬萬沒想到的是，忽視這些危險因子的後果，極有可能造成無法挽回的傷害。

　　想達到預防腦中風的目的，就必須避開上述的危險因子。規律的作息、遠離「香（菸）、檳（榔）、酒」，並且維持運動的習慣。如此一來，才能降低腦中風的發生率。至於已經發生過缺血性腦中風的病人，一定要定期的追蹤及規律的服藥。

・預防腦中風的小祕訣・

① 養成定期量血壓的習慣。

② 保持標準體重，維持運動的習慣，但避免突然的劇烈運動。

③ 避免熬夜。

④ 戒菸、戒酒。

⑤ 減少鹽分、糖分及脂肪的攝取量，避免吃過多的加工食物。

⑥ 增加纖維質的攝取，降低膽固醇。

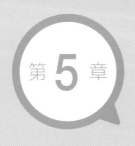

第 5 章

望聞問切，四診合一揪疼痛

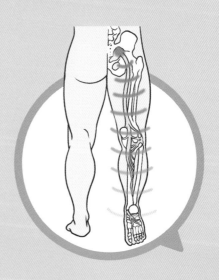

實證醫學的綜合判斷

疼痛已經被列為是生命的第五徵象，每一天都有數以萬計的人要面對疼痛的問題，而治療疼痛的醫師就好像警察抓小偷一樣，每天都在思考病人疼痛的來源是在哪裡。以我的個人經驗而言，千萬不能只靠感覺，一定要有一套自己的邏輯推理以及檢查的習慣，把疼痛這個小偷揪出來，或者將造成疼痛的集團都揪出來一網打盡。

尋找疼痛來源的方向，應從淺而深慢慢開始找起，依照順序為：

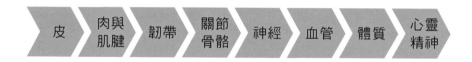

而使用的策略方法，就是透過**望、聞、問、切**，在病人的身上收集證據資料，然後綜合判斷列出可能的臆斷。

在經過治療以及觀察治療後的反應，最後在完成診斷或診斷加 s（們）。診斷加 s 複數，就叫做「共病」。一般民眾的直覺想法都認為，病根只有一個，比較沒有共病的概念。不過，疼痛往往都是以共病的方式存在，想要更徹底解決疼痛的問題，其實都需要跨科別的醫師共同一起完成。所以，非常建議從事治療疼痛的主治

疼痛機轉

1. X 光
2. 神經傳導
3. 核磁共振
4. 超音波

1. 腹部電腦斷層

神經
壓迫

肌肉
韌帶

臟器
腎、胰、
十二指腸

再生醫學
羊膜注射

痠麻痛
（中樞神經敏感化）

情緒
壓力

骨骼
關節

疼痛＞3 個月

1. rTMC
2. 身心科會診

體質
體態

血管
阻塞

1. PVR
2. 跌陽脈

1. 功能醫學：營養、風濕、毒素
2. 足弓、矢狀面平衡

醫師，能建立自己的團隊，其中可包含神經外科、骨科、精神科、復健科，以及物理治療師、營養師、心理諮詢師等。

　　利用「望、聞、問、切」四個走向，收集病人的資訊來綜合判斷，就是「實證醫學」的核心價值，強調醫師不能單憑感覺或所謂的「多年的經驗」來診斷病人，因為不符合科學的精神，非常容易造成誤判或錯判，而其中綜合判斷是最難的。如果四個走向都指向同一個方向或大類的疾病，診斷起來比較不成問題；但如果四個走向彼此又有衝突，那這樣就會增加診斷的困難度。

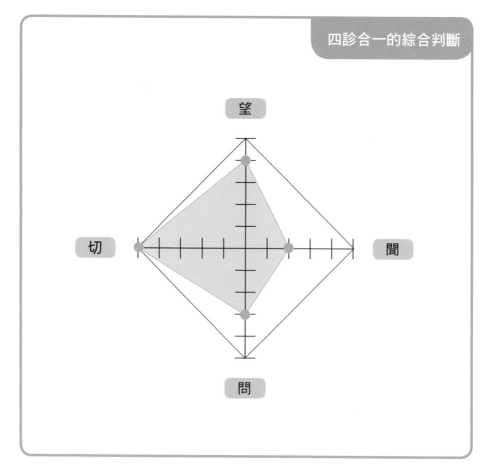

四診合一的綜合判斷

望

切　　　　聞

問

　　所以，在面對四個走向的結果時就要做一些取捨，給予不同的權重，然後經過初步治療後的反應，再做加減判斷。有些問題利用望診的比重多一點，一眼就可以看出來；有些疾病就要仰賴問診，譬如病人受傷的經過，身體哪個部位先著地，外傷力量的傳遞方向，這些都有助於判斷疼痛的來源及受傷的位置。

● 望診

　　醫師利用眼睛視覺，觀察病人外顯的特徵，例如姿勢、面色、五官、皮膚狀況、體態、精神、病人的血液檢查及影像報告（包括 X 光、動態 X 光、電腦斷層、核磁共振）。

● 聞診

　　聞診有兩個層面的意義。**第一，利用醫師的嗅覺，聞聞看病人身上有沒有特殊的味道**（口氣、體味等）。**第二，拿聽診器去聽病人身上的聲音，**譬如呼吸、頸動脈跳動、心臟跳動及腸子蠕動的聲音，甚至更細膩一點，可以聽病人說話的聲音（含鼻音、喉音、氣音）、語氣以及流暢度等，這些都是非常值得參考的資訊。

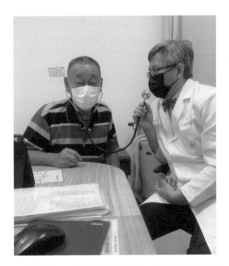

▲ 為了更順暢的溝通，可將聽診器改為助聽器。

如果遇到重聽的病人，我們可以把聽診器反過來使用，讓病人帶聽診器，醫師對著聽診器說話，讓彼此的溝通更精準流暢，以免雞同鴨講而造成誤解。換句話說，就是把聽診器變成助聽器。

● 問診

這是我個人覺得最重要、也最考驗醫師專業知識的診斷方法。**問診的第一個意義，是問清楚病人這次來看病的目的是什麼，求診主要是想解決哪裡或哪些疼痛的問題**，譬如腰痛、腿痛等，試圖同理病人的疼痛。

換句話說，就是確認在病歷寫作格式中的第一項，也是最重要的項目：主訴〔Chief Complain（C）〕。如同到法院一樣，要跟法官講清楚，被告侵犯了原告的什麼內容，原告的什麼權益受到侵犯或損失。若方向搞錯了，整個過程就完全沒有意義，因為沒有真的解決到病人的問題。

第二個意義，是當醫師收集完病人的資訊之後，腦子裡會產生臆斷，或者也可以說是鑑別診斷。愈是有經驗，或愈專業的醫師，初步產生的鑑別診斷會愈多。而且醫師也要自我期許跟要求，增加鑑別診斷的項目以及內容。唯有不斷的腦力激盪，才能使自己的醫術不斷的精進。醫師腦中有愈多的鑑別診斷（加 s），就會主動的「詢問」病人忽略掉、但卻是很重要的正向或負向表列的症狀，或者相關問題。然後根據這些鑑別診斷的輕重緩急、因果關係，或者可能性的大小，給予初步的治療。接著，再觀察治療之後的反應以及病人的回饋，再做出診斷或者診斷們（加 s）。最後，釐清各項診斷之間是否有因果關係，或者彼此之間根

本就是獨立事件。由於一般民眾除了沒有共病的概念，也比較沒有無法分別臆斷與診斷的分別，在此順便提醒大家。

● 切診

　　首先，利用雙手檢查病人，也就是所謂的（徒手）理學檢查，例如按壓病人所謂的痛處。若病人主訴今天是要處理腰痛，醫師就請病人指出感覺疼痛的位置，確定之後，再用自己的手去觸診做雙重確認。這樣一來，可以確定彼此的認知有沒有錯誤。這個動作「非常、非常、非常」的重要，千萬別小看它！若醫師與病人對於疼痛的位置在認知上有錯誤，那往後的檢查以及治療就有可能大錯特錯了，因為「差之毫釐，失之千里」。

　　其次，觸摸動脈波動的強弱也很重要，譬如手腕的橈動脈、足背動脈、頸動脈等，有助於判斷動脈有無狹窄的現象。

　　最後，被動式的活動病人的肢體感受，查看關節角度有沒有受限，神經張力的強弱以及肌肉緊繃的程度，同時也要引導病人主動的做一些特定的動作，以評估運動功能的表現。這些都是非常有用的資訊，有利於醫師羅列出更多的鑑別診斷，加以分析評估。

　　中醫的醫書不斷的諄諄教誨醫師，一定要望聞問切四診合一來綜合判斷，絕對不能單純把脈就斷病，非常容易造成誤診。但就現代醫學而言，因為影像學的進步，往往太強調或看重影像學的報告，反而容易忽略了幫病人做理學檢查，睜大眼睛觀察病人，打開耳朵聽聽病人描述疼痛史等。不過，也別忘記了應引導病人做有效率的描述，而不是僅天南地北的詳述自身的疼痛。

　　診察病人不能因為健保制度的關係，每個病人分配到的時間

很短暫，就忽略或跳過四診。如果造成判斷上的錯誤，之後要花更多時間來彌補，反而得不償失。

在此要特別強調，單從影像的結果下診斷（望診）是非常不準確的，這個觀念澈底顛覆一般大眾的想法。影像上呈現出所謂的不正常，或者所謂的骨刺壓迫神經，往往不是眼前疼痛的原因。一定要配合疼痛的位置或深度（聞診、問診）以及運動功能受限的情況（切診），來綜合判斷，才能精準的抓出疼痛的來源。如果病情需要到手術的程度，一定要完成「望聞問切」、「四診合一」的診斷過程之後，再讓病人接受手術。

以病人的角度來說，如果僅截圖核磁共振的影像，在網路上尋求各方意見是否接受手術，同樣是一件非常危險的事情。又或者僅以接受過治療或手術的病人所提供的核磁共振影像，甚至連病人都沒有摸過（切診），就發表看法或評論上一位醫師的做法，這些都是很不客觀的行為。

根據增生治療大師 Dr.Hauser 的說法，核磁共振檢查是最不精準的檢查，準確率很低，往往在核磁共振發現不正常的位置，並沒有產生任何的症狀。但是，反過來先確定病人疼痛的位置之後，再反推核磁共振上的影像，才能得到印證。比方說，以韌帶的疼痛而言，因為很多韌帶很小、很薄，在核磁共振上並沒辦法完全顯現出來。透過醫師的拇指去按壓疼痛的位置（切診），再配合解剖學的知識，反而比核磁共振的檢查，更容易診斷出韌帶損傷的疼痛。

接下來會透過幾個案例來說明，除了啄木鳥檢查法之外，結合「望聞問切」、「四診合一」能如何幫助醫師做出更精準的診斷。

脊椎骨刺的診斷應用

記得小時候常聽街坊鄰居說，某位神醫只要把脈就知道病因，然後就能藥到病除。一般人都認為，這樣的醫師才叫做厲害。甚至有些病人為了測試醫師是不是所謂的神醫，故意不完整表述病情，直接把手伸出要醫師把脈，來考驗醫師的功力。從專業的角度來說，這根本就是拿自己的生命開玩笑，完全是跟自己過不去的做法。

查遍了歷代中西醫大師，都一再的叮嚀後生晚輩，千萬不能「一診定江山」，因為非常容易誤診。一定要「四診合一」，即便你對某個疾病已經非常的熟悉，也千萬不能省略。

接下來，先把「四診合一」應用在「脊椎骨刺」的診斷上，簡單做個說明：

【望診】

病人一進診間，就開始觀察病人走路、雙手擺動的樣子，還有整個體態，先有個大方向的概念。

【聞診】

聽聽看病人的主訴是什麼？這一次求診，主要是想解決哪個部位的痠麻痛或無力？

【問診】

　　幫病人把雜亂無章的症狀，整理成符合醫學邏輯的方式，再反問病人做確認。或者，多問幾個病人未提及、但可能會有相關的症狀，目的在於確認病人真正的問題。舉例來說，老人家看病的時候，常常說他沒辦法下床。再進一步問，為什麼無法下床，可能會有類似以下的問答：

　　「因為腳沒力。」
　　「會不會痛？」
　　「會。左腳跟腰很痛。」
　　「所以您是因為腰腿痛不敢出力，所以無法下床是嗎？」
　　「沒錯，就是這樣。」

　　簡單來說，病人就是「左側坐骨神經痛，痛到無法下床」。
　　別以為這樣的對話很無聊，同樣的狀況每天都在診間上演著。再加上有些老人家耳背，要聽懂他所描述的症狀，更要多點耐心、多花點時間。

【切診】

　　在古代，「切」就是切脈以及觸診。以現代的講法，可以分為徒手理學檢查、影像學、實驗室抽血報告的判讀等。延續上述的例子來說，「左側坐骨神經痛，痛到無法下床」，可以壓壓病人的腰部、臀部有無痛點；直膝抬腿，測試呈小角度反應；腰椎 X 光片檢查，有無明顯骨刺；抽血檢查或驗尿，看數值有無異常。經過上述的綜合判斷後，就可以更確定病人的坐骨神經痛，

可能是腰椎骨刺造成的，這就是運用「四診合一」，來診斷疾病的過程以及邏輯。

現在資訊非常的發達，有些病人看病前都會上網查一些資料，甚至先做了部分自我的診斷。於是，病人的潛意識裡，就認為自己一定是什麼病，在看診時，無意識的引導醫師到自己已經先入為主的疾病上，甚至說服醫師，自己就是得了這個病。

別以為不可能，這種誤導確實經常發生。所以，「四診合一」的看診步驟非常重要，也可避免被病人牽著鼻子走。最後誤診的結果也是醫師要自己承擔，對雙方都不好。

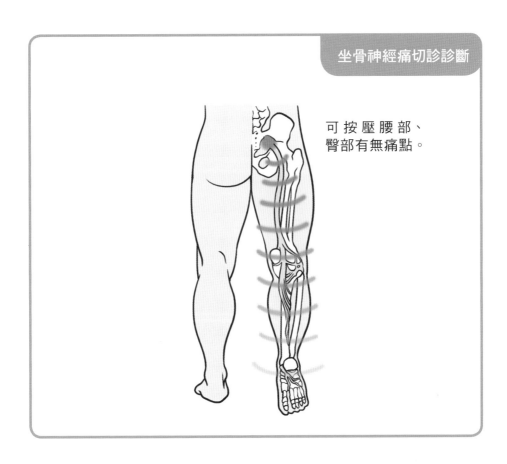

坐骨神經痛切診診斷

可按壓腰部、臀部有無痛點。

間歇性跛行的診斷應用

　　「腳麻了是要怎麼跑？」這是一句爆紅的廣告臺詞，在醫學上則叫做「間歇性跛行」。病人短短走幾公尺，兩腳就開始感到發麻或發硬，小腿肚發硬，需要停下腳步休息，或者彎腰或蹲下，腳發麻的情況才會改善，然後才有辦法再繼續往前走。所以，一路上走走停停。這個病症拖久了，會連帶造成膝關節的提早退化疼痛，到時候就更不方便走動了，真的不能輕忽。

　　八十歲阿媽被間接性跛行困擾很久了，從家裡走到公園運動，一路上就要暫停十幾次，才能走達目的地。加上因為鴕鳥心態、害怕開刀，所以遲遲不敢就醫。接下來就從「望聞問切」來逐一說明，如何判斷阿媽的病因。

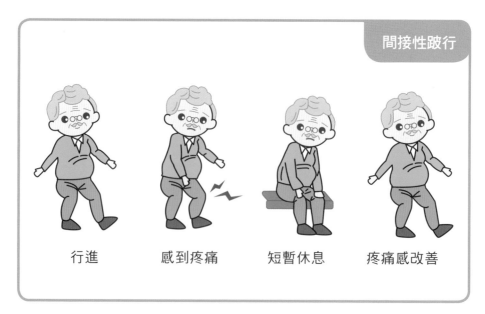

間接性跛行

| 行進 | 感到疼痛 | 短暫休息 | 疼痛感改善 |

【望診】

從外觀上來看，阿媽的上半身非常明顯往前傾，且兩個膝蓋輕微變大、變形。整體精氣神還算不錯，講話聲音洪亮。看她的 X 光片，腰椎確實有明顯的退化，腹主動脈也有一些鈣化的現象。

【聞診】

聽阿媽對於走路的描述，確實屬於間歇性跛行的特徵：走一小段路，兩腳就會產生症狀。停下腳步等個幾十秒鐘，症狀就會消退。

【問診】

「請問你停下來的時候，只要直直的站著，症狀就會改善？還是要坐下來或蹲下來，症狀才會消退的更快？」

「稍微彎腰駝背，腳麻就會退得比較快。不瞞您說，學猴子走路的樣子最舒服。」

從與病人的問答中，可以確認這是屬於動態性的跛行。雙腳的症狀，會隨著姿勢改變而有所變化。

【切診】

用手指觸摸一下足背動脈的跳動，也就是利用中醫所謂的趺陽脈，來比較兩腳的差異，血管的管徑大小軟硬等。若兩腳沒有明顯的差別，就可以暫時排除血管狹窄造成的間歇性跛行了。

接著，再幫病人排動脈分段血流及壓力測定（Pulse Volume Recording，簡稱 PVR）的檢查，就可以更加確定，是否能排除血

管性狹窄造成的間歇性跛行。

此外，病人腰椎檢查起來，大約在第三、四、五節附近的關節摸起來比較硬，但沒有很明顯的壓痛點，神經學檢查也沒有上運動神經元的症狀表現。

● 四診合一後的臆斷

腰椎椎腔狹窄合併神經壓迫造成的動態性神經跛行，可以安排腰椎的核磁共振檢查做最後的確定。但是，千萬別誤會核磁共振的結果才是「法槌」，而忽略掉之前「四診合一」的檢查過程。

檢查的順序不能搞錯或有所省略。舉例來說，有些病人在核磁共振檢查之後，發現有相同程度的腰椎椎腔狹窄，但病人並沒有症狀。反之，病人有壓痛的地方，核磁共振檢查的結果，卻沒有異常的發現。所以，診斷病人不能只靠核磁共振的報告而已，這樣非常危險。建議大家看病的時候，不要一進診間就要求做核磁共振，應該留一些時間，讓醫師好好替你檢查，因為「望聞問切」缺一不可。

再舉一個我在機場發現的例子。從候機室準備登機的路上，只要排隊的隊伍暫停下來，照片中的這位老伯伯就會馬上蹲下，隊伍前進了，他就站起來再往前走。仔細觀察他走路的樣子，有一隻腳運動

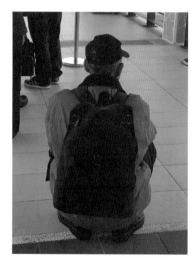

▲ 行進間會走走停停，以緩解腳麻，是間歇性跛行常見的症狀。

功能比較差，腳踝關節活動僵硬，這是超級典型的神經壓迫造成的間歇性跛行。

間歇性跛行造成的原因可分為兩大類，分別為血管性及神經性。血管性間歇性跛行特徵，不一定是走路的時候才會發生症狀，只要兩腿有做運動的時候，例如騎腳踏車或踩飛輪，就會發生腳發麻，但只要停下腳步就會改善症狀，不一定要有特別的姿勢，譬如彎腰或坐下。血管性間歇性跛行的致病原因為供應下肢的動脈阻塞，造成下肢循環不良缺血缺氧，而且通常單腳的症狀較多，當然兩隻腳也有可能。

神經型間歇性跛行的典型特徵跟血管性的類似，只要走一段路，兩腳就會有症狀發生。特別的是，騎腳踏車不會有症狀，再遠都可以騎。一旦症狀發生了，就需要有特定的姿勢才能解除症狀，可以坐下來或彎下腰，症狀消除的速度才會快。它的發生原因是因為腰椎椎腔或者是外側隱窩的狹窄，又或者是腰椎滑脫間接造成椎腔的狹窄。病人的症狀通常以兩隻腳為多，只有單側的情況比較少。

透過 X 光片、電腦斷層以及核磁共振的檢查，醫師才能仔細評估病人壓迫的節段在哪裡，以及整體評估脊椎的穩定度後，才能執行手術。目前創新的「清醒無鋼釘微創腰椎顯微手術」，可以處理大部分這類的病人，且安全性超高、手術時間短、麻醉時間短、出血量少，手術完隔天出院，舒適度大幅提升。

棘突上韌帶挫傷的診斷應用

一名二十六歲的男性來就診，提到第一次腰痛是在兩三年前。當時，他自己認為是蹲下起身時，背部不小心撞到機器之後所導致。撞到之後的幾天，有比較明顯的疼痛，但之後漸漸好轉了，就不再在意。一直到他開始發現，偶爾會有疼痛的感覺，甚至在做某些動作時，疼痛更加厲害。

為了這個問題，他已經跑了好幾家醫院看病。醫師都說，X光跟核磁共振的檢查都沒有問題，請他做復健拉腰。

病人很年輕，而且受傷的力道，聽起來好像不是很嚴重，所以大部分的醫師，都不覺得跟當時起身撞到背部有關係。加上事隔已久，受傷的軟組織應該都復原了。甚至有些醫師會認為，病人是因為情緒跟壓力的問題，才導致疼痛。

但是，病人自己的感覺是：「腰部真的會疼痛，也真的一定有問題。四處求醫都沒辦法解決，讓我覺得很煩。這麼年輕就這樣，我以後怎麼辦！」他確實有一些焦慮的情緒，也難怪有些醫師會覺得是情緒壓力造成的疼痛。病人的媽媽也非常的苦惱，就這樣輕輕的撞一下背部，真的會變得那麼痛嗎？

【望診】

病人的表情看起來確實有一些煩躁。掀開衣服看背部皮膚，外觀確實沒有什麼特別的。

【聞診】

病人自認為是那一次背部的小撞傷之後，才開始產生腰痛現象。假設病人的認知是對的，那麼碰撞的地方一定會有疼痛點，可以馬上著手理學檢查。

【切診】

讓病人趴在診療床上，請他指出大概的疼痛位置。接著，由醫師就這個範圍仔細按壓，結果真的在胸椎第十二節椎棘突的上方，找到壓痛點。再透過按壓力道的大小變化，分辨出壓痛點其實在不深的地方，就在皮膚表面下方一點點的位子而已。

順手拿迴紋針貼在皮膚上當作記號，讓病人去拍 X 光片。影像呈現結果，果真跟預判的位置差不多，就在胸椎第十二節。

除此之外，再讓病人做一些腰部動作，發現活動範圍並沒有受到限制。但是在做的過程中，有幾個動作會引發輕微的疼痛。

【問診】

病人確實有壓痛點，而且有明確的外傷碰撞。從病人帶來的電腦斷層影像，在該處確實沒有發現骨折的現象，所以判斷應該是軟組織受傷。而且，屬於相對表層的軟組織受傷，不需要太用力按壓就可以按到痛點，因此判斷是「棘突上韌帶」的挫傷。請病人特別做一些會拉扯到棘突上韌帶的動作，也確實會引發類似的疼痛。

　　根據「四診合一」所下的臆斷，是胸椎第十二節椎棘突上韌帶挫傷。於是，決定先做一個診斷性的注射，及時改善疼痛。所以，更能確定病人腰痛的來源，「至少」是胸椎第十二節椎棘突上韌帶挫傷所造成的。因此，病人也在接受建議之下，接受增生治療注射。兩個星期後再次追蹤，注射治療已經完全解決了他腰痛的問題。

● 增生治療 ●

　　解決病人的疼痛問題增生治療，到底是什麼呢？簡單來說，增生治療的原理，是啟動人體的自我修復反應，刺激軟組織（如：韌帶、肌腱、關節軟骨等）重新修復，適合治療韌帶損傷、慢性肌腱扭拉傷、撕裂傷、膝關節退化、膝蓋半月軟骨損傷、足踝扭挫拉傷、肩部旋轉肌腱破裂、網球肘、高爾夫球肘、足底筋膜炎等。

　　增生療法的藥物有常見的高濃度血小板血漿（Platelet-rich Plasma, PRP）及羊膜絨毛膜移植物（Amniofix），作用在於引起注射部位一個好的發炎，進而促進組織增生，可以減少結疤組織，幫助傷口癒合，以達到改善疼痛的功效。

　　一般的 Amniofix 於體內可持續作用的時間約為三個月，而 PRP 則是一個月。此外，注射前與後應避免使用消炎藥，以免抑制發炎影響療效。注射後三天內，避免劇烈運動。注射後若疼痛加劇，屬於正常現象。注射後必須持續復健療程及運動訓練，可使修復效果更佳。

增生療法的藥物比較

	羊膜絨毛膜異體移植物 （Amniofix）	高濃度血小板血漿 （PRP）
產品過程	● 羊膜絨毛膜複合體，專利技術製成。 ● 美國原裝進口，真空無菌包裝。	抽取自身血液，於體外濃縮後注射回患部。
作用機轉	富含超過 285 種生長因子，快速作用且長期釋放，會吸引自體幹細胞作用於患部，達有效止痛、修復。	自體血液萃取的生長因子。
藥效維持	持續作用時間約為三個月。	持續作用時間約為一個月。
治療時間	步驟簡單，只需要 3～5 分鐘。	需抽取自身血液離心，需 30～60 分鐘。
濃度	生長因子濃度高且不具排斥性，適用自體修復能力差的人，血液狀況不佳者，尚未治療已知癌症、且不適合 PRP 治療的人，已嘗試過 PRP 注射、但效果有限的人。	生長因子與自身體質有關。
治療週期	1～2 次	2～5 次

腰痛，其實是頸椎出問題

　　王阿姨是我多年的鄰居，也可以說從小看我長大。幾年前，她就知道腰椎有滑脫的問題，腰痛的症狀一年也會發作好幾次，困擾她很久了。終於，她下定決心要接受腰椎手術的治療。

　　從她的 X 光片來看，確實也是明顯的腰椎滑脫。不論是症狀或 X 光片的結果，再到計畫動手術，一切聽起來都非常合理。只是，就算再怎麼合理，也不能忽略掉「望聞問切」的檢查。

【望診】

　　腰臀外觀看起來確實是比較凹陷，且骨盆前傾，屬於彎典型滑脫的現象。

【聞診】

　　根據病患描述，症狀已經好幾年了，也看過好幾位醫師，所有診斷都蠻一致的，就是腰椎滑脫。

【切診】

　　按壓病人的脊椎，在腰椎並沒有發現明顯的壓痛點，反而是頸椎的部分有壓痛點。這樣的發現讓我心裡起了一個很大的質疑，因此進一步讓病人做腰部的功能測試。往前彎的時候，腰痛會比較明顯，但合併固定頸椎的活動時，再往前做彎腰的動作，腰痛的症狀竟然消失了。再一次按壓病人的腰椎，而且力道比第

一次稍微加大一點，同樣沒有發現滑脫的地方有明顯的壓痛。

【問診】

「阿姨，平常您的肩頸會痠痛嗎？」

「偶而會肩頸痠痛，但次數很少，腰痛的頻率比較頻繁。」

【第二次切診】

頸椎的壓痛點比較明顯，而且活動範圍有受限。於是，額外補拍了頸椎的 X 光片，發現頸椎明顯有骨刺，所以建議暫時停止腰椎手術的計畫，重新安排頸椎核磁共振，看看骨刺對神經的壓迫程度。幾週後，核磁共振的結果，證實了頸椎椎間盤突出，合併有神經的壓迫。

● 四診合一後的臆斷

根據「四診合一」所下的臆斷，王阿姨的情況是：一、頸源性的腰痛；二、陳舊性無症狀的腰椎滑脫。

經過一段口沫橫飛的解釋之後，王阿姨似懂非懂的說：「就憑我們幾十年的鄰居，從小看你長大這一點，你不可能存心害我的。而且我看你檢查那麼仔細，也只能相信你，接受手術治療。」

手術順利完成後，王阿姨的腰痛確實也不痛了。完美的結局總算對這幾十年的「敦親睦鄰」有所回報，沒讓阿姨白疼。

頸脊髓或頸椎神經根受骨刺壓迫的病人，會感到單手或雙手麻痹疼痛。嚴重者，連雙腳都會感到麻痹，導致走路不穩及四肢無力。核磁共振顯示頸椎椎間盤突出、椎管狹窄或脊骨移位等，都是俗稱的「頸椎長骨刺」。若想澈底治療，手術會是最好的方法。且若曾嘗試保守治療，如藥物及物理治療等，但皆無明顯效果者，就更符合手術治療的適應症。

● 頸椎手術治療

　　「微創前頸椎融合手術」及「微創前頸椎椎間盤植入手術」是針對頸椎間盤病變的治療方法，兩種術式的過程其實是一樣的，最大的差別在於：放入椎間盤的內容物不同。椎間盤植入手術的病人，未來鄰近節斷病變的機會低。相反的，採取融合手術，在未來鄰近節段提早退化的機會就相對較高。運氣不好的病人，若上下節又長出新的骨刺且壓迫神經，就有可能需要再開刀一次。

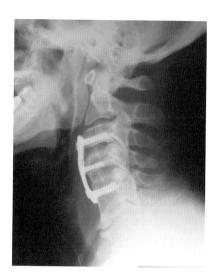

▲ 前頸頸椎椎間盤植入手術。

　　頸椎手術對於神經外科專科醫師而言，是非常日常的常規手術。當然，腦部手術也是屬於神經外科的範疇，用開腦部的手來開頸椎手術或者腰椎手術，反而是更輕而易舉。頸椎手術大部分都採「前開」，而腰椎手術比較常採取「後開」。

　　一般民眾會覺得，頸椎手術很可怕，從氣管食道或頸動脈經過會相當危險，但實際上並不是這樣。上帝留了一條完全可以避開這些重要組織的道路，醫師非常熟悉這一條路徑。只要找對了這條路徑，幾乎用手指頭就可以把這些重要的組織分開，完全不費力氣，不需要額外的「打打殺殺」。

　　接下來，就是清除椎間盤跟壓迫在神經上骨刺的步驟。這個步驟全程都在顯微鏡底下操作，好處就是可以放大、縮小手術視野，連神經上的小血管都可以看得很清楚。更重要的是，雙手都可以自由的操作器械，相對靈巧且安全，就不需要因為一手要握著鏡頭，導致手術過程中只剩另一隻手可以操作。隨後的步驟就是植入人工椎間盤，最後縫合傷口，這樣就完成手術。

　　最後，我們用王阿姨的案例，重新整理一下重點。

一、病人確實是有滑脫，但是並不是造成這一次腰痛的原因。

二、頸椎的問題造成的症狀，不是只有肩頸痠痛手麻而已，牽扯的範圍其實很廣泛。特別是一些自律神經的症狀，反而不一定會肩頸不舒服，所以更容易被忽略掉。

胃痛？不，其實是骨折了

　　老奶奶的心窩附近悶悶痛痛的已經好幾個月了，她自己感覺好像胃痛，所以常常跟子女反應，胃部悶悶漲漲的。孝順的子女跟公司請了幾次假，帶著老奶奶去看腸胃內科，也自費做了無痛胃鏡，結果並沒有發現胃部有明顯的問題，但是發現胸椎第十二節有壓迫性骨折，而且明顯有壓痛點，因此轉介到神經外科門診。

　　經過核磁共振檢查，顯示老奶奶有急性的壓迫性骨折。於是在局部麻醉的狀況下，病人接受脊椎椎體成形手術，胃痛的症狀立刻獲得緩解。由於老奶奶骨質密度檢查呈現負三（BMD: -3.0），因此需要長期接受骨質疏鬆藥物的治療，補充鈣片及維他命 D，才能預防類似的情況再次發生。

◆ 重大慢性病──骨質疏鬆症

　　一般而言，病人有胃痛的情況，比較不會聯想到跟脊椎有關係。早期的骨質疏鬆症，對人體的影響不大，也很難察覺出來。但這個被稱作「沉默的殺手」的疾病，在後期會有非常嚴重的危害，包括高發病率、高病殘率、高死亡率的重大慢性病，簡稱「三高」。

　　骨質疏鬆症是流行病學的重大議題。世界衛生組織認定，骨質疏鬆症是全球僅次於冠狀動脈心臟病的第二大重要的流行病。根據國民健康署的調查顯示，骨質疏鬆症是六十五歲以上老人常

見慢性病的第四位，同時也已經躍居為中國大陸第四大常見慢性疾病，不可等閒視之。

● 骨質疏鬆症骨折

　　骨質疏鬆性骨折的致殘率也很高，如發生髖部骨折後，約50% 致殘，導致生活不能自理、生活品質下降等。相關研究顯示，女性一生發生骨質疏鬆症、骨折的機率高達 40%，甚至高於乳腺癌、子宮內膜癌和卵巢癌的總和；男性約為 13%，高於攝護腺癌。近期的研究也顯示，臺灣每年有一萬六千多名老人，因骨質疏鬆導致髖關節骨折，發生率是亞洲區第一名，全世界第九名。

　　一般民眾大多認為，骨鬆骨折發生後，只要把斷掉的骨頭再接回去，就一定能再站起來。但是在臨床上，很常會看到骨鬆骨折病人，就算透過手術把斷掉的骨頭接回去，餘生還是只能靠輪椅或輔助拐杖來行動。這是因為骨鬆病人體內的骨品質變差，骨量流失多、新骨再造少、骨密度低、骨頭本身結構不夠健康等原因。因此，要是病人的骨頭品質很差，就算成功把斷掉的骨頭接回去，再次骨折的風險依然很高。根據統計，只要發生過骨鬆性骨折，二次骨折風險高達五成。

　　骨質疏鬆平時沒有症狀，若意外跌倒恐造成脊椎或髖部骨折，進而不良於行、臥床，引起失能、生活無法自理，慢慢走向死亡。更有不少人因中斷治療，讓骨質疏鬆的死亡率飆高到15%。統計指出，骨鬆骨折一年內的死亡率為 20%，二次骨折的死亡率更是接近 25%，而骨鬆死亡率占總體死亡率的 30%。其中，髖骨骨折的情況最嚴重，不僅需要手術治療，最後更可能

演變為長期臥床，又稱「死亡骨折」，一年內死亡率高達 14 ～ 36%。

脊椎骨的骨鬆壓迫性骨折也不遑多讓，且男性骨鬆壓迫性骨折後的死亡率，遠高於女性。

「骨鬆症」影響人口之多、程度之深，不亞於高血壓、糖尿病等慢性病，而且對人體的危害甚至更嚴重，一樣需要長期的服用藥物控制，否則會給病人及其家庭帶來毀滅性的負擔，而且經常導致過早死亡。

一旦骨質疏鬆產生骨折之後，就開始一連串的惡性循環。最常見骨折的三個位子是：**髖關節、脊椎骨和手腕關節**，特別是前兩者的危害更大，更容易造成行動不便。活動力下降之後，往往會加速骨質疏鬆的惡化。骨鬆愈惡化，愈容易骨折，骨折癒合不良的可能性愈高，進而造成更嚴重的行動不便，漸漸的由拿拐杖到坐輪椅，甚至長期臥床。

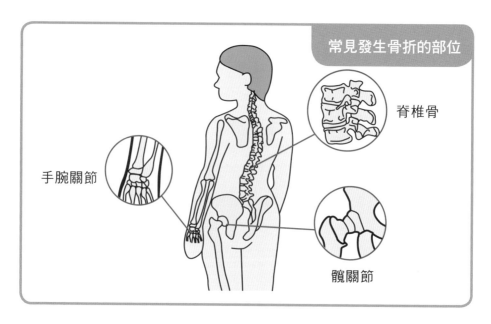

常見發生骨折的部位

手腕關節

脊椎骨

髖關節

俗話說「活動活動，要活就要動」，不動的話，骨質就更容易流失，就這樣一直惡性循環下去，最後因為長期臥床導致心肺功能衰弱、咳痰能力下降，小感冒就容易併發肺炎，甚至敗血症，或者因為長了褥瘡要反覆不斷的做清瘡補皮手術，同樣容易感染，進而發展成菌血症或敗血症、多重器官衰竭等。不僅老人家受苦，家屬也不得安寧，花費更是數十萬，甚至以百萬計算。

骨質疏鬆症尚會帶來慢性的精神社會問題。在患有骨鬆症的情況下，但若對此病缺乏正確的了解及治療，會導致老年人產生焦慮及沮喪，喪失自信及自主活動力、胃口不振、睡眠不佳、憂心不樂、甚至被死亡的陰影圍繞。再者，因外型改變、穿衣不易，骨折發生導致活動受限，無法執行日常生活工作及生計的維持，常年臥床或輪椅代步，影響親情及人際關係甚鉅，進而造成個人生活價值崩盤或原有美好生活秩序解體，皆對老年生活品質有極大負面的影響。

因慢性骨鬆造成相關疼痛的不易處理，及對治療緩慢的成果不滿，進而發生輕生念頭，亦大有人在，絕對不可掉以輕心。如果現在還停留在骨質疏鬆症只是正常的老化現象，那是「很恐龍」的想法了。

● 既是內科疾病，也需外科介入

骨鬆性骨折是黑白郎君，是內科、同時也是外科的疾病。骨鬆性骨折根本的成因是骨質疏鬆，很容易因為輕輕的撞擊就造成骨折。若是脊椎骨骨折，主要必須面臨疼痛以及椎體變形造成駝背。劇烈的疼痛除了讓人無法忍受之外，更會大大影響病人的活

動能力。

　　一般而言，只要病人完全不動，通常不太會痛，但只要稍微動作，馬上就會造成劇痛，所以老人家都寧願不吃飯，少上廁所，甚至不敢太大力呼吸。要是不小心咳嗽一下，幾乎是要命的痛，所以動都不敢動一下。幾天下來，非常容易造成脫水或者泌尿道感染、肺炎等。若稍有延誤一陣子，會造成敗血症休克，危及生命。

　　就根本而言，骨質疏鬆症是內科疾病，必須長期服用或注射藥物。當合併有骨折的時候，就要視為外科疾病，特別是因為疼痛或變形造成行動不便或臥床過久，還是建議要提早接受手術的介入。

　　現在脊椎骨鬆手術（俗稱「灌漿手術」）的材料以及器械，都是整套專門設計，採密閉式且一次性使用，可以大量減少感染以及骨漿外露的併發症。隨著手術的安全性提高，建議手術介入的時機也可隨之提早，不能一味堅持骨鬆是內科疾病，拒絕或延遲手術治療。

● 「開源節流法」治療骨鬆性骨折

　　一般而言，單純的骨質疏鬆並不會造成任何症狀或不舒服，它的可怕主要是發生在骨折之後的後遺症，後果會非常的嚴重，往往是壓垮老人家的最後一根稻草，特別是脊椎骨折以及髖關節骨折的後遺症更是嚴重，特別需要積極的治療。治療的方法不外乎是開源節流。

【開源的方法】

一、避開骨質疏鬆的危險因子。

二、服用減少骨質流失食物，或改善骨質疏鬆的藥物。

三、補充鈣片及維生素 D。

【節流的方法】

一、**避免摔倒的意外。**嚴重的骨質疏鬆就好像玻璃娃娃一樣，輕輕摔倒，甚至打個噴嚏或咳嗽就會造成骨折。

二、**一旦發生骨折就要積極治療，否則容易產生嚴重的併發症或行動不良。**而治療的目標，在於盡快止痛以及骨折變形的復位。

以脊椎骨折為例，一旦發生脊椎骨骨折，目前只需要在局部麻醉的情況下，施行「經皮椎體成型手術」。早期的作法，是拿骨髓穿刺的粗針插到椎體裡面，再利用鐵棒，盲目的將人工骨水泥推進脊椎骨裡面，步驟比較克難。

但現今有很多專門成套的工具，更精緻安全、方便操作，可以大幅縮短手術時間，且人工骨水泥也有大幅度的進步。除了最基本的低溫功能以外，更具有方便塑形、高黏稠、高張力和快速顯影的特性，可以避免人工骨水泥跑到不應該跑的地方去，減少併發症的產生。

除了有這些方便的商品化工具之外，再配合特有的進針位置以及角度，搭配 X 光機即時影像的導引之下，更能減少神經組織的誤傷。

最後要特別注意的是，壓迫性骨折的病人之中，有一少部分是因為癌症轉移造成的。所以，最好在手術當中最好都能做切片檢查，避免造成誤診。

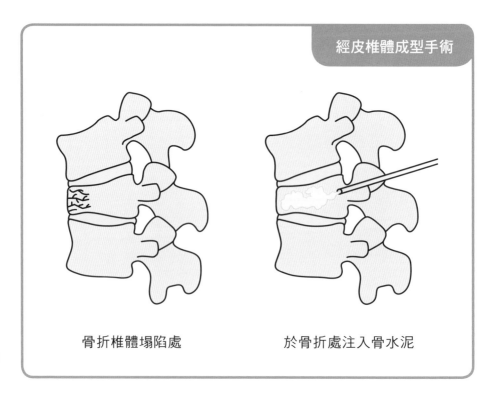

經皮椎體成型手術

骨折椎體塌陷處　　　　　　　於骨折處注入骨水泥

「腳比讚」立大功

　　十五年前，林小姐接受腰椎手術後幾週，雙腳反而一天比一天沒力，甚至要拿著拐杖走路。執刀的某醫師也覺得很奇怪，手術過程及恢復過程都很順利，不應該有如此的反應。而我評估後，也覺得跟腰椎手術沒有關係，但這樣的反應更讓林小姐心急如焚，求助無門。

　　於是，我順手刮一下林小姐的腳底反射，竟然呈現「腳比讚」的反應，趕快再敲一下「膝反射」也是呈現增強的反應，更讓我確認「腳比讚」的真實性。

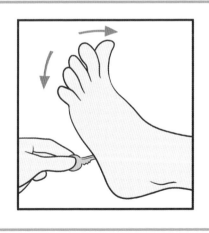

以腳底反射（Babinski's sign）測試時，有上運動神經元病灶的病人，腳拇指會翹起來，稱為「陽性反應」，代表整個中樞神經系統的任何一個位置，都可能有問題。

看到這個現象，一則是喜，一則是憂。喜的是找到了問題的方向；憂的是，脊髓可能還有其他比腰椎更嚴重的問題。

　　於是，我立刻安排核磁共振檢查，果然在胸椎發現一個腫瘤。既然找到原因，問題就不難處理了。接受手術之後，林小姐的雙腿就開始恢復力量。

　　回到病情的分析，一開始林小姐的脊椎就有兩個問題：一個是腰椎骨刺的問題，二是同時合併有胸椎腫瘤的問題。在整個看診的過程中，先發現哪裡的問題就先處理。只要證據充足，誰先誰後，並無法以「事後諸葛」的方式來加以批判。

　　總之，診斷時要秉持著「棄而不捨、大膽假設、小心求證」的態度面對病人。如果超乎醫師自己的能力範圍，至少也可以利用醫師的資源，幫忙打聽，盡量幫病人解決問題。

偽坐骨神經痛

　　六十五歲林姓女病人，一跛一跛的跟兒子一起走進診間後，開始訴說疼痛的情況。

　　「醫生！我的左腿從屁股痛到腳底，非常的刺痛，好像是坐骨神經痛。」

　　「家裡附近的醫師有幫我拍 X 光片，說我的腰椎有長骨刺，應該是腰椎的骨刺壓迫到神經造成的坐骨神經痛。」

　　「我的疼痛來得又急又兇，可能也要考慮是椎間盤破裂壓迫到神經。這種情況需要手術的機會非常高，所以我的醫生介紹我到您這裡來看看。」

　　「我已經吃了幾天的藥了，但是還是很痛。而且更慘的是，我對那些藥會過敏，你看我的腳掌都起過敏的小水泡了。」

・ ・ ・ ・ ◆ ・ ・ ・ ・

　　根據病人的描述，確實是非常像坐骨神經痛，於是我請她躺上診療床上做檢查。

【臆斷】

　　腰椎的骨刺，或者椎間盤突出破裂，造成神經根壓迫所引起

的坐骨神經痛。隨即幫病人做「望聞問切」的檢查。

【聞診】

　　整個發病的順序上，並沒有跟坐骨神經痛該有的表現衝突。

【問診】

　　「你之前有腰痛的情形嗎？」
　　「或者腰部曾經受過比較重大的外傷嗎？」
　　「你有從事勞動的工作嗎？」

　　病人說，她只是個家庭主婦。這幾年來偶爾會有輕微的腰痛，但好像幾天後就好了，因此也都沒有去看醫生。

【切診】

　　● 腰部按壓起來並沒有明顯的壓痛。
　　● 神經張力檢查也沒有非常明顯的增強。
　　● 平躺時，疼痛也沒有減輕。
　　● 主動的腰部活動並不會影響疼痛的程度。

【望診】

　　● 病人表情痛苦，走路斜一邊。步態一跛一跛的（從表情跟走路的方式，合理推測病人應該是很痛的坐骨神經痛。）
　　● X 光片看起來，腰椎確實有骨刺合併輕微的滑脫。
　　● 腳踝跟腳背確實有一些所謂「過敏引起的水泡」。既然是懷疑腰椎的骨刺或椎間盤，當然要掀開衣服看一下腰臀的

部分。結果發現，左邊屁股上面也有水泡，而且水泡的分布是從臀部、大腿、小腿，一直延伸到腳踝、腳背。

● 四診合一後的臆斷

「哎呀，這些水泡不是過敏造成的，是帶狀皰疹，也就是俗稱的『皮蛇』。」

很明顯的，病人這一次坐骨神經痛，是因為帶狀皰疹引起的神經炎疼痛，並非一開始 X 光片檢查跟病人疼痛史所下的「腰椎椎間盤破裂合併神經壓迫」的臆斷。

分享這個病例的重點，在於提醒大家看診一定要把「望聞問切」都做完。不要小看掀開衣服這一個小動作！常常因為這個小動作，答案就可以揭曉了。

有時候，醫師怕把衣服掀開會造成病人的困擾，甚至有時候會造成不必要的糾紛，如性騷擾，反而錯失了「望診」的診斷契機。

再分享曾經有病人跟上述的案例一模一樣，也做了核磁共振的檢查，發現同樣是腰椎第四、第五節左邊椎間盤嚴重突出壓到神經，一切診斷都非常合理，也上了手術臺。就在把衣服脫光後準備消毒時，這才赫然發現身上有出現和上述案例相同的水泡，因此醫師斷然取消手術，硬著頭皮跟家屬說明。病人也非常和善的說：「其實水泡是這一兩天才變得比較明顯，我們也有責任，應該要在昨天住院的時候，就要跟院方反應了。」

真的是無巧不成書，帶狀皰疹所引起的神經痛，通常是先有神經痛，過了幾天之後才會在皮膚上的神經根皮節產生水泡。所以看診的時候，「望聞問切」，缺一不可。如果沒有掀開病人的衣服，根本就不會發現有水泡，也就沒辦法診斷出是帶狀皰疹。

　　除了「四診合一」，更要綜合判斷。帶狀皰疹在臺灣俗稱為「皮蛇」，是一種神經受到病毒感染的疾病，和水痘同一種病毒。小時候得過水痘的人，年紀稍長之後，可能會因為抵抗力較差，使水痘病毒再度被活化，進而引起帶狀皰疹，而這種病毒會終身潛伏在脊椎的神經根中，偶爾亦會跑至腦部。當受到刺激或免疫力下降，病毒會沿著神經跑到皮膚上，致使引發帶狀皰疹。

　　帶狀皰疹的特徵是沿著受感染神經所分布的皮膚，會出現紅疹、水泡且伴隨劇烈疼痛。此種不適感通常只發生在身體的一側，且好發於軀幹部，而疼痛的性質非常多樣化，可如針刺、燒灼感或是電擊般抽痛。即使只是輕微觸摸，甚至吹風都能引發疼痛，有病人描述如蟲蟻爬行，也有病人說患部麻木及冷熱感覺異常。一般水泡出現後會於兩週內結痂，於四週內皮疹消退，而在皮疹出現之前，一般人就會常先感到疼痛刺激及搔癢，在這一階段通常無法下確定的診斷，直到症狀發生後的四到七天，待皮膚上的紅疹出現之後，才能夠確定診斷。

腰臀痛理學檢查，不能鐵口直斷

　　從疼痛的來源來說，由淺而深，分別為：一、皮；二、肉筋韌帶；三、骨盤關節；四、神經血管；五、遠處轉移痛。我習慣會從上述這幾個大方向來做鑑別診斷，同時要加上「共病」的觀念。

　　所謂的「共病」，就是疼痛的來源可能的原因有兩個以上，而這些原因之中，可以互為因果關係或者為個別的獨立事件。

　　俗話說「隔行如隔山」，現在醫學進步非常快速，「隔科如隔山」，特別是當病人疼痛的來源橫跨兩個系統時，更容易被忽略掉，只治療其中的某一部分，病因並沒有得到完全的治療。換句話說，要提高病人「解除疼痛」的滿意度，有時候不是一位專科醫師可以獨立完全處理的，經常需要跨科別合作相互轉介。

　　「醫」、「病」之間都要有這個「共病」的共識以及觀念，互動的過程才會更加的順暢。當主觀的症狀與客觀的證據相符時，診斷（臆斷）才會正確，再來才是邊治療，邊觀察，邊修正臆斷，步步為營才是正確的作法，這就是「臆斷」跟「診斷」的差別以及過程，鐵口直斷其實是非常危險的事情。

　　從病人的角度來看，愈是苦尋「鐵口直斷」的神醫，愈是跟自己過不去，自找苦吃，陷自己於不癒。愈是能分析出各種可能的鑑別診斷，還有病因以及因果關係的邏輯，治療後因不同的反應而有不同的剖析能力及治療計畫，反而才是愈專業的醫師，但這樣的醫師在市場上反而不吃香，常常會被誤解為沒有自信。也就是說，愈是鐵口直斷，保證療效百分之百的醫師，反而會受市

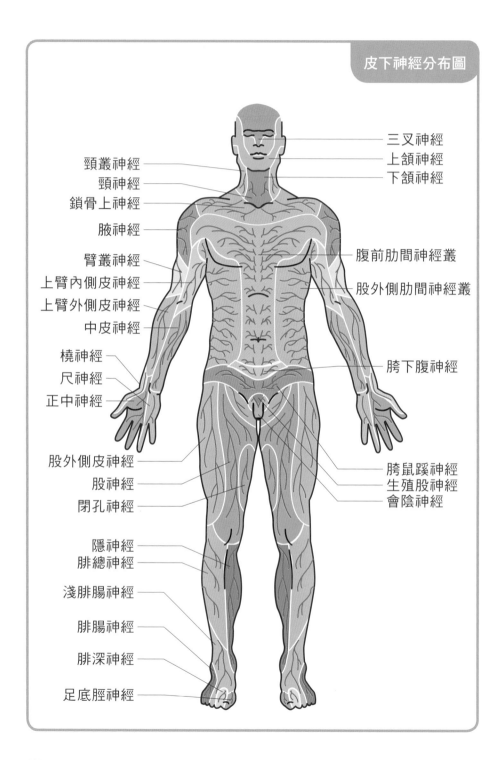

皮下神經分布圖

三叉神經
上頜神經
下頜神經

頸叢神經
頸神經
鎖骨上神經
腋神經
臂叢神經
上臂內側皮神經
上臂外側皮神經
中皮神經
橈神經
尺神經
正中神經

腹前肋間神經叢
股外側肋間神經叢

髂下腹神經

股外側皮神經
股神經
閉孔神經
隱神經
腓總神經
淺腓腸神經
腓腸神經
腓深神經
足底脛神經

胯鼠蹊神經
生殖股神經
會陰神經

場歡迎，並被冠上所謂的「神醫」，此時更要懷疑——一切只是推銷的話術而已。

針對腰臀腿疼痛的病人為例子，根據解剖位置的深淺來思考，簡略說明如下：

● 皮

一、表皮跟神經組織都屬於胚胎的外胚層，所以很多神經性的疾病，常常會合併有皮膚的徵兆，例如皮膚上斑塊、斑疹、水泡、黑痣等。另外一個就是皮膚上的疤痕，不管是外傷造成的或是手術的傷口，也不論是新的疤痕或舊的疤痕，都有可能造成一個「干擾場」，影響自律神經的功能，進而產生疼痛的感覺。所以，看診時，最好能掀開衣服看看或者仔細問一下病人。

二、皮下神經的纏繞。

● 肉筋韌帶

一、肉筋韌帶經常被忽略或忽視其重要性。

二、最常需要評估的五條肌肉：腰方肌（常會造成姿勢的改變）、髂腰肌（站立痛、大腿痛、偽闌尾炎痛、排便痛）、臀大肌（任何椅子坐起來都不舒服，尾骨痛）、臀中肌（仰臥時有問題的一側，容易腳外旋）、臀小肌（腳踝以上的偽坐骨神經痛）。事實上，臀小肌一點都不「小」，痛起來反而是最讓人受不了的。

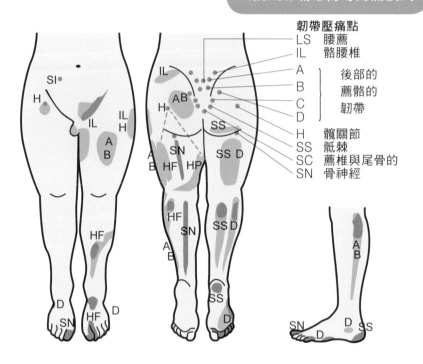

Hackett 韌帶傳導疼痛模式

韌帶壓痛點
LS　腰薦
IL　髂腰椎

A
B　後部的
C　薦髂的
D　韌帶

H　髖關節
SS　骶棘
SC　薦椎與尾骨的
SN　骨神經

從腰薦到骨盆關節韌帶的轉移痛模式

韌帶	轉移痛
IL：髂腰椎	鼠蹊部，睪丸，陰道，大腿內側
AB：後骶髂 （上部 2/3 處）	臀部，大腿，小腿側
D：後骶髂 （下半部）	大腿、小腿外側、腳外側，並伴有坐骨神經痛
HP：臀部—骨盆連結	大腿後側與內側
HF：臀部—股骨連結	大腿後側與小腿外側下部，大拇指與第二趾的前側與內側
SS：骶棘與骶結節	大腿後側下部，後腳跟
SN：坐骨神經	整條腿都有痛感

※（資料來源：https://www.caringmedical.com/prolotherapy/hackett-referral-patterns/）

　　韌帶的損傷更是不容易從核磁共振中發現，反而是利用醫師的手指按壓找出疼痛的位置更為準確。有些韌帶的損傷常常也會讓病人覺得有發麻的感覺，常被誤以為是神經受到壓迫。

　　韌帶的損傷最容易產生「共病」的現象，病人除了有神經壓迫的現象之外，常常合併周圍的韌帶損傷。骨關節的問題也非常容易有韌帶損傷的共病，特別是手術過後、病人傷口附近的慢性疼痛，常常都是韌帶的拉傷造成的。兩個病因都要同時治療，病人滿意度才會高。

● 骨盤關節

一、壓迫性骨折：高齡的婦女最常見的問題之一，因為骨質疏鬆而造成脆弱性骨折。

二、椎間盤外環龜裂（Discogenic pain）的疼痛，一般來講好發在年輕人，而且容易變成慢性疼痛，治療常常處於一種尷尬的階段，因為若建議開刀又覺得太早，但復健治療效果又不好。幸好近來會有一些新發展的介入性方法可以處理，例如椎間盤整型手術，效果也非常好。

三、脊椎小面關節疼痛（Facet pain）。這種疼痛也可以用介入性方法來處理，效果也很好。

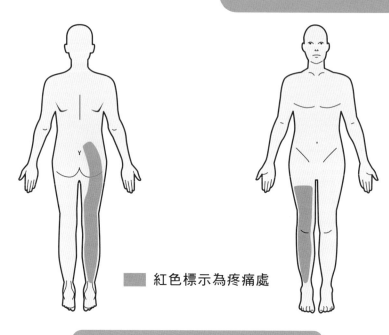

椎間盤外環龜裂的疼痛範圍

紅色標示為疼痛處

脊椎小面關節疼痛

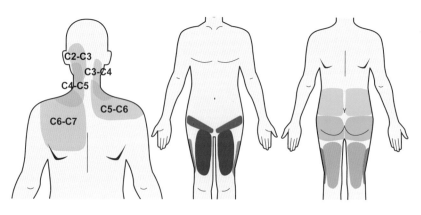

C2-C3
C3-C4
C4-C5
C5-C6
C6-C7

▦ 腰椎（L1-L5）	▦ 大腿外側（L2-S1）
▦ 下腰椎及臀（L2-S1）	▦ 大腿前側（L3-S1）
▦ 大腿後側（L3-S1）	▦ 鼠蹊部（L3-S1）

● 神經

　　當病人有感覺敏感、異常、麻木或者肌肉力量變差時，都有可能是神經系統受到影響，可分為外因性跟內因性。

　　一、外因性：神經受到外來異常組織的壓迫，例如骨刺、椎間盤凸出或脂肪組織脫水、發炎後纖維化所造成的神經纏繞（見頁 46，皮節與脊神經）。

　　二、內因性：例如神經本身長出來的神經性腫瘤，或者神經受到病毒的感染，如帶狀皰疹或者是內科疾病造成的神經病變等。

● 血管

　　周邊血管口徑狹小造成阻塞，也會造成下肢的疼痛，特別是會造成「跛行」，病人走一走就必須停下來休息一下，然後再往前走。檢查病人的時候，要順手摸一下足背動脈左右兩邊，比較是否有差異，或直接測量四肢的血壓也可以初步做臆斷。

● 遠處轉移痛

　　一、內臟的問題也往往會在體表造成疼痛（如下頁圖），最有名的是膽囊發炎，往往是造成肩膀的疼痛；腎結石也常造成腰部疼痛；還有其他內臟的問題，如胰臟癌、主動脈剝離、動脈瘤等，我們可以利用腹部電腦斷層檢查出這些潛在的疾病。這些情況的發生率不高，但偶爾會遇到。

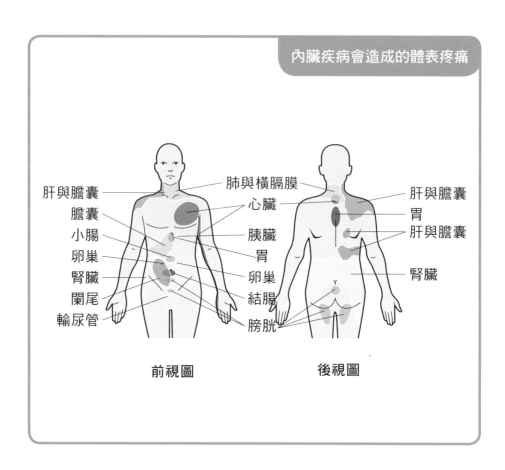

內臟疾病會造成的體表疼痛

肝與膽囊　　　　　肺與橫膈膜
膽囊　　　　　　　心臟
小腸　　　　　　　胰臟
卵巢　　　　　　　胃
腎臟　　　　　　　卵巢
闌尾　　　　　　　結腸
輸尿管　　　　　　膀胱

肝與膽囊
胃
肝與膽囊
腎臟

前視圖　　　　　　後視圖

二、體質問題，如貧血、電解質內分泌荷爾蒙、風免發炎、
　　癌症轉移等，這些問題可以透過抽血的方式來診斷，其
　　中最常見的是維他命 D 缺乏、腎上腺皮質素低下、睪固
　　酮不足。癌症方面也可以抽血檢查癌症指數的高低，作
　　為初步的篩選。特別要提醒的是，原本就是癌症患者，
　　如果病人認為「前兩三個月才檢查，指數一切正常，應
　　該不會那麼快復發」，卻絕對不能因為這樣，就忽略掉
　　了癌症轉移的可能性，仍然要繼續追蹤。

三、體態

- **整體：** 脊椎中軸矢狀面的不平衡，最常發現在長節數腰椎鋼釘固定手術後的病人，特別是當固定的節段包含了第四、第五節腰椎。固定的節數愈長，愈是要注意脊椎矢狀面角度平衡的問題。無論是醫師或病人，在執行或接受鋼釘內固定手術時都要謹慎為之。從生理功能而言，原本是有活動功能的腰椎，不要「輕易」用鋼釘固定起來，要有很明顯的適應症再進行處理。

- **局部：** 例如慢性頸椎骨刺壓迫到硬膜或脊髓，病人往往不會有明顯的肩頸疼痛，反而是因為抱怨腰痛來求診。因此，當病人抱怨腰痛，但腰椎功能性檢查正常，或者是腰椎沒有明顯的壓痛點時，特別要想到──有可能是頸椎病變造成的反射性腰痛。另外，還有足弓的問題。無論是高弓足或者扁平足，都可能是造成腰痛的主因，理學檢查時都要一併觀察。

- **它處肌筋膜轉移痛**（如下頁圖）有時候，腰部疼痛的來源並不一定是腰椎附近的結構造成的，例如比目魚肌、腹直肌的反射痛，往往也會造成腰部附近的疼痛。這些問題可以透過復健治療的方式處理，並不需要手術。

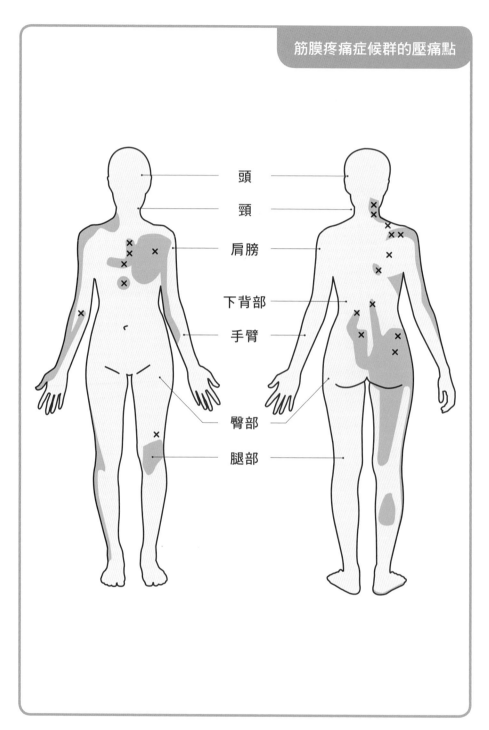

筋膜疼痛症候群的壓痛點

頭

頸

肩膀

下背部

手臂

臀部

腿部

第 6 章

脊椎手術大解密

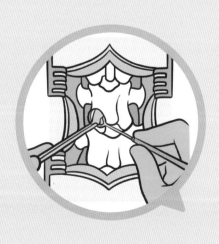

脊椎手術很危險？

「脊椎手術安全嗎？」

「開完刀後，是否會下肢癱瘓不能動了呢？」

- - - ◆ - - -

　　提到脊椎手術，一般來說，不管醫師怎麼說明，病人心裡還是充滿了疑慮和恐懼。因為大多數人的觀念中，脊椎部位有許多神經血管分布，手術的風險極大。很早期之前，曾有一名藝人因脊椎手術失敗，導致終生得依靠輪椅行動。這樣的例子更讓民眾有非到萬不得已，絕對不動手術的心態。或即便非動手術不可，也要遍尋名醫，才願意勉強一試。

　　其實，在醫療科技突飛猛進的現代，這個觀念已逐漸在改變。由於手術技術的進步及器械的改良，脊椎手術可以是很安全的。

　　以本書前面提到的骨刺為例，即便是骨刺已經壓到神經，許多病人還是能夠以保守性的治療得到緩解。但也有少數的病人，因為神經受到壓迫的時間太長，造成感覺、運動，甚至大小便功能受損的現象，這時候就必須以手術的方式來處理，以防止繼續惡化。

　　「但手術真的很危險啊，萬一有個閃失，下半輩子不就只能在輪椅上過了？」有這種顧慮和擔心，很正常。但事實上，隨著科技不斷的進步，醫學的進步也是一日千里。除了以往行之有年的傳統手術外，還有微創手術，甚至還有客製化的微創手術可以選擇。最重要的是，手術的安全性也提高了，只要術前與醫師充分溝通，相信也能降低病人心中的恐懼。

傳統脊椎手術

　　傳統脊椎手術必須從皮膚切開一個八至十公分的傷口後，撐開皮下組織，將背部肌肉及韌帶從脊椎上分離，切除小部分的椎板及小面關節內側後，進到脊髓腔，推開受壓迫的神經根，然後將突出的椎間盤切除。

　　傳統手術的缺點，是容易留下傷口的併發症，如癒合不良、傷口感染或長期的傷口疼痛等後遺症。手術後須穿三個月的背架，不能彎腰、提重物，也不能從事勞力工作。再加上由於背部肌肉受傷後纖維化，容易造成背部無力和僵硬。萬一日後還有手術的需要，難度就會增加。

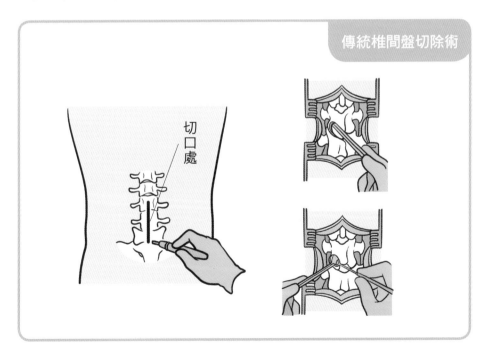

傳統椎間盤切除術

切口處

微創手術

在了解微創手術以前，我們可能必須提一下「**責任節段**」的概念。

所謂「責任節段」，簡單講就是：症狀是因為脊椎第幾節壓到哪一條神經所造成的。更仔細點，可以確定是壓到這一條神經的哪個位置？這個壓迫點是在距離哪個參考點多少毫米的地方？

如果可以愈精準的找出骨刺壓迫症狀相關的神經位置，手術的進行就可以更加的微創，不需要破壞多餘的正常組織，不相干的神經也不需要減壓，減少開刀的節數，縮短手術時間以及手術的出血量，這也就是達到微創手術的精神。所以說，定位愈精準，手術就愈微創。

那到底什麼叫做「微創手術」呢？

微創手術不只是在比傷口的大小或數目而已，最重要的是手術觀念上的問題，以及專用手術器械的進步。手術過程中，使用漸層套管將肌肉撐開，完全不傷及脊椎上的韌帶。手術完成後，將套管抽出，富有彈性的肌肉組織會自動縮回原有的解剖位置，僅受到輕微的傷害，這也是微創手術最大的優點。

相對而言，術後傷口的疼痛及各種傷口相關的併發症非常少見。大多數的病人，在術後第二天就能下床自由行動，並且可以回家休養。雖然短時間內，還是必須避免彎腰、提重物或從事

186

勞力的工作，但不需要穿著堅硬的背架。在手術的安全性上，藉由內視鏡或顯微鏡的輔助，脊椎內部的神經組織可以看得相當清楚，如此可有效減少神經受傷的機會。

微創手術的目的，在於使正常的組織受到最多的保護之下，精準的處理掉症狀相關聯的病灶部分。更正確的說，完整的微創手術不是只有手術本身而已，還包含了精確的診斷疾病的位置。有了好的病灶定位（Location），才會有好的微創手術計畫及手法。這也再次說明了，書的開頭一再強調「Location」（病灶）的重要性。

目前大家對微創手術耳熟能詳，**但真正微創手術的核心價值在於精準的診斷**。沒有精準的診斷，傷口再小的手術都不叫微創手術，因此微創手術不是只有在手術房內執行，病人進到診間求診的那一刻就是微創手術的開始，也是微創手術的基礎。

椎間盤切除術可以用「無鋼釘腰椎微創手術」來處理。傷口只要三到五公分，出血量會在 20 ～ 30 c. c. 之間，手術時間一個半小時左右，甚至於只要局部麻醉就可以完成所有的手術過程，非常安全。與傳統方式的脊椎手術，得開上一整天刀的大手術相比，可說是天壤之別。

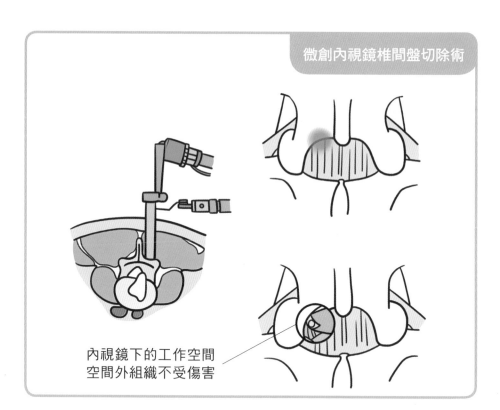

微創內視鏡椎間盤切除術

內視鏡下的工作空間
空間外組織不受傷害

傳統手術與微創手術比較

	傳統手術	微創手術
麻醉方式	全身麻醉	局部麻醉
傷口大小	約 8 ～ 10 公分不等	約 3 ～ 5 公分
手術時間	約 4 小時	約 1.5 小時
失血量	100 ～ 200 c.c. 不等	20 ～ 30 c.c.
術後止痛	嗎啡類止痛藥	只需要普拿疼
住院時間	5 ～ 7 日	3 ～ 4 日

傷口大小並非微創手術唯一指標

手術傷口的大小，主要跟美觀有關係，一味的追求傷口大小而犧牲了手術過程的安全性，反而是本末倒置。無論是何種外科手術，「看清楚」（Well exposure）是最重要的基本原則，幾乎可以說是外科的天條。所以，在沒有顯微鏡輔助手術的時代，手術傷口都開得大大的，就是為了把裡面的組織看清楚，因為「只有更清楚，沒有最清楚」。

如今有了雙眼顯微鏡輔助手術後，視野被放大一二十倍，任何小東西幾乎無法逃過它的法眼。所以，手術的傷口自然而然就會變小，而不是刻意去追求傷口的大小。換句話說，為了讓傷口很小而犧牲了手術視野的清楚度，從專業的角度而言，是非常不智的。但到底手術傷口要多小？除了取決於客觀的手術器械設備之外，當然跟操刀者的手術技巧也有關係。

所謂好的手術方式，就是不容易受到不同的人為操作而有很大的差別，無論醫師的手術技巧差異性多大，手術效果的穩定度都會一樣，這就是好的微創手術方式。

顯微鏡腰椎微創手術就是穩定度極高的手術方式。在顯微的視野底下，連神經上的血管都看得一清二楚，我們外科手術有句行話說「看的到，就做得到」，手術視野下看不清楚，就什麼都不用說了。一般所謂的顯微手術，嚴格來說，應該叫做「顯微鏡手術」，而且是「雙眼顯微鏡」。為什麼要強調是雙眼？因為當我們用雙眼看東西時，才會有立體感。所謂的 3D 影像，景物的

深、淺非常的重要，才不容易做過頭或刺太深，傷到不應該傷的組織。

手術傷口多了一兩公分，是為了要讓手術看得更清晰或手術操作更方便，絕對是值得的，是划得來的買賣。美觀固然很重要，但身體功能更重要。當兩者無法兼顧時，當然就選擇犧牲手術傷口的大小了，我想，這應該是非常淺顯易懂的道理。就好比「面子」跟「裡子」無法兼顧的時候，當然是要選擇「裡子」。

外行看熱鬧，內行人看門道，手術傷口大小絕對不是微創手術的主要精神，要精準的摧毀病灶，減少破壞到周圍相對正常的組織結構才對；就好比只要摧毀敵人，而不要殃及百姓，兩者是一樣的道理。就算不得已，也是摧毀最不重要的地方。當敵人看不清楚的時候，千萬不能亂開槍，一定把敵人看清楚後再出手，以免傷到自己人。

所以說，**真正的微創手術應該包含了「精準的診斷」，「慎密的手術計畫」以及「手術器械設備」的選擇**，讓病人達到安全手術、症狀解除、恢復快速，千萬別再沉迷於傷口的大小就是微創手術的全部，顯微鏡絕對是腰椎微創手術的利器，永遠不會被淘汰。

所謂「打蛇打七寸」，手術前可以精準的發現病灶的位置，其他跟病灶無關的正常組織，就不需要去做無謂的破壞，手術過程自然就可以達到微創。

客製化微創手術

　　所謂客製化，指的就是同樣的疾病，但處理的方法可能會因人而異。舉例來說，同樣都是腰椎第四、五節的椎間盤突出壓迫到神經，但是年輕人跟老人家就有不一樣的處理方式。因為職業的不同也會不同的處理方式，可能採取簡單的椎間盤治療，也可能盡量採取保守治療。

　　然而，要採取何種方式，醫師都會在與病人詳細討論後，再決定最後採用的方式。專業的說法叫做「全人照顧」，白話一點的講法，是把病人當「病」、「人」合起來看。臨床上，醫師不只是看「病」，也要兼顧「人」。

　　可惜的是，一般病人可能缺乏這樣的概念，因此有時候難免造成彼此的誤會。

　　再舉個例子來說，甲病人跟乙病人同樣都是椎間盤脫出，甲病人有打鋼釘，乙病人則沒有。這時候，問題就來了。兩位病人不但開始對手術方式的不同而有所疑慮，就連醫療費用也一併拿出來比較。被收取較高費用的病人，可能會產生「為什麼我的費用比較高」的想法。當然，也有的病人會覺得「多付點費用，才會得到較好的醫療。」

　　目前已邁入老年化社會，的確在臨床上，病人年紀也是愈來愈大，手術風險當然也會隨著年紀增加而增高。同樣的，老年人骨刺壓迫到神經的機會也會愈來愈多，且有問題的脊椎節數，也

會愈來愈多節。

　　因此，在考慮手術風險以及手術範圍之間，必須做一個取捨，特別是在多節脊椎手術時，如果在病情許可之下，醫師甚至會採取分段手術，類似分期付款的概念。先做嚴重的部分或者是「責任節段」權責比較重的部分，以便縮短每次手術的時間。然後，評估病人症狀緩解的程度之後，再決定是否進行第二階段手術，這樣的作法也是一種手術選項。針對病人的狀況而有不同的手術方式，並沒有絕對的好或壞，這就是客製化的精神。

　　也因為這些原因，「術前的充分溝通」就自然而然的成為現在醫療的重點。醫師會在術前和病人做最詳細的討論，然後根據病人的疾病、社經地位、工作型態、年紀等因素，討論出對病人最合適的方式，而這就是客製化的概念。

清醒脊椎微創手術

　　脊椎微創手術是目前最流行的手術，有的醫師用內視鏡，有的醫師用顯微鏡，有的是看傷口的大跟小來評斷。微創手術在開刀的過程中，對正常組織保護的程度較傳統手術多，且對於病因的清除跟傳統手術一樣，甚至可以說是更澈底，不僅可以達到與傳統手術一樣的療效，甚至因組織破壞少，傷口能恢復的更快，後遺症也更少。

　　除了前文提到，傷口比較小、手術時間短、手術中的出血量少、手術中需不需要輸血、需要開刀的節數或範圍縮短、住院天數更少、手術步驟的簡化等指標，可以來評估是否為微創手術之外，也可以從另一個角度來評估，就是麻醉的方式。目前一般脊椎手術都需要全身麻醉，當手術的方式可以在局部麻醉下進行，無疑是更進步的微創手術。

　　在局部麻醉（清醒）的狀態下進行手術，有非常多的好處。最大的差別，就是病人在手術的過程中，全程保持清醒是一個「全人」的狀態下監測，病人有任何的不舒服，隨時可以跟醫護人員反應。而全身麻醉的病人，只能依靠病人呼吸、心跳、血壓，至多再加上一些有局限性的神經功能檢測的數據來監測。除此之外，局部麻醉下的病人，還可以同時邊手術，邊聽音樂，甚至看影片追劇，可說是一大突破。

　　就病人端而言，清醒脊椎微創手術提供了更安全舒適的醫療服務。但更重要的是，對於執行醫療行為的醫師來說收穫更大，

特別是對疼痛來源的認識，更有新的觀察。因為病人在清醒的狀態下執行手術，病人跟醫師可以即時互動。

最明顯的狀態是，當手術進行到神經壓迫的關鍵點時，這個關鍵點通常都只有幾個毫米的大小而已，當手術器械碰到這個地方，病人若會立即感覺到額外的疼痛，醫師就知道這是關鍵的位置，能使用更輕柔的手法，慢慢把壓迫的東西輕輕的清除掉。當完全清除掉的時候，病人就不會感覺到疼痛了。甚至當稍微推動一下放鬆的神經，病人也不會感到疼痛，醫師就知道任務圓滿完成，因為受壓迫的神經已經完全得到放鬆。

利用這樣的情境，證實了一項非常重要的觀察。當病人在術前的核磁共振顯示，有神經受到一樣程度的壓迫，其實可以細分三種狀況，或者這三種狀況混合存在：

一、骨性的壓迫（Compression）。
二、纖維增生的纏繞（Entrapment）。
三、黃韌帶與神經的沾黏（Adhere）。

唯有病人在清醒的狀態下，才能夠區分出這三種狀況。舉例來說，病人因為關節增生的骨刺壓迫到神經，造成了神經痛。在清醒的狀態下，有些病人只要把骨質增生的骨刺拿掉，病人就會立刻反應不痛，而且輕輕的碰觸神經根，也不會感覺到疼痛。有些病人只是把骨刺拿掉之後，還是會感到疼痛。這時候在顯微鏡下仔細觀察，會發現神經上方的脂肪組織，有一些因為發炎造成的纖維，纏繞在神經上面。只要把這些纖維進一步剪開放鬆，病

194

人就立刻感覺到不痛了。

最後一種狀況，是神經上面的脂肪組織完全消失。黃韌帶直接跟神經的外硬膜沾黏，要進一步把兩者分開，疼痛才會解除。但是，偶而會遇到沾黏的非常厲害、且非常的緊，導致無法輕易分開的狀況。這時候，只好將部分黃韌帶留在神經上面，不要對神經產生拉扯就好了。

講到神經的拉扯，還可以分享一個局部麻醉手術中觀察到的現象。在病人清醒的狀態下做手術時，有時候我們會刻意請病人動動腰。這時候會發現，神經跟脊椎骨之間會產生相對運動，而這相對運動的幅度，比預期中的程度還要大很多。這個現象可以解釋一些神經張力檢查的理論基礎，且這些現象都只能在病人清醒的狀況下，才有辦法觀察到，讓醫師對於疼痛產生的來源，以及如何解決疼痛，有更一步的認識。

上述所觀察到的現象與心得，唯有在「雙眼顯微鏡」微創手術下，才可以清晰的觀察到，並非任何其他方式的微創手術都可以。「雙眼顯微鏡」微創手術的傷口不會太大、也不會太小，大小適中，是微創脊椎手術的首選，也是最佳利器。

我所執行的腰椎手術，95% 以上都是無鋼釘手術。但是，對於腰椎嚴重不穩定的病人，無可避免的還是需要利用鋼釘來固定。然而，鋼釘的操作過程中會經過神經，是整個手術過程中相對危險的步驟。

目前在手術時，會利用影像的導航系統來增加準確率，避免傷及神經。利用導航系統，可以將病人、影像、電腦模擬三者媒合在一起，在機械手臂的引導之下，準確的將鋼釘植入，而不會

傷到神經。這個媒合的過程需要花一些時間，大大延長了手術時間。而且，這樣的導航設備動輒千萬以上，非常昂貴。一旦手術時間被迫延長，病人就無法僅在局部麻醉下進行手術。

為了解決這個問題，可利用 3D 列印導航的技術，將媒合的工作在手術前就完成。利用 3D 列印出精準的導航模板，順著這個導航模板所指引出來的角度，同樣可以精準的將鋼釘植入，而不會傷到神經，解決了手術時間過長的問題。因此，同樣可以在病人清醒的狀態下，局部麻醉完成鋼釘植入的手術，這也算是醫療的一大突破。

所以，我們可以藉由手術中所採取的麻醉方式，來當作是否為微創手術的另一項指標。當手術的過程可以在局部麻醉下進行，手術的步驟一定是精準、簡要、出血量少、傷口小，恢復快。換句話說，手術的內容跟範圍，可以縮小到在局部麻醉下就可以進行，當然是微創手術。

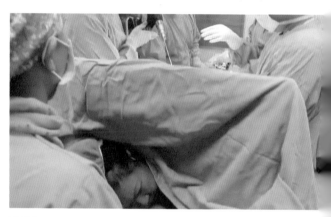

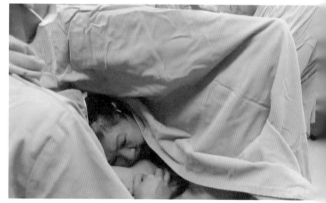

▲ 在病人清醒的狀態之下，進行鋼釘植入的手術。

· 脊椎手術的最佳時機 ·

　　一般人一旦脊椎發生問題，在治療的選項中，有可能是選擇復健、中醫、針灸，甚至跌打損傷等民俗療法。即使醫師說很嚴重了，手術仍然是被排除在外的。

　　事實上，當神經受到壓迫時，手術可說是最佳的處理方式。倘若不接受手術治療，則無法幫受壓迫的神經減壓。

　　那麼，你一定會想問，到底要到什麼程度，手術才是必要的選項呢？

　　簡單的說，當電腦斷層或磁振造影檢查顯示有骨刺、軟骨突出、腫瘤壓迫神經根或脊髓，且有無法忍受的疼痛、神經學病變，發生如麻木、肌肉萎縮、癱瘓，或是脊椎的穩定性不佳，或當利用啄木鳥檢查法，發現有上或下運動神經元的特徵時，就代表神經已受到一定程度的傷害了。這時候，手術應該就是可能的必要選項，不宜再拖。

　　不論是就診前的自我檢查，或臨床上醫師的應用，啄木鳥檢查法在判斷手術時機時，都可以發揮很大的功效。

　　本書介紹的理學檢查，是經過簡化再簡化的，希望好記易學，讓第一次學理學神經檢查的一般民眾，就能上手。這是寫這本書的關鍵，也是最重要的目的。

但是，這基礎的理學檢查絕對不可能取代醫師。

　　想讓大家學會這個簡單的理學檢查方法，主要因為它的簡單易學，人人都學得會。不但能快速上手，而且效果強大。再加上，必備工具只需要一根扣診鎚，完全不需要另外購買昂貴的儀器輔助，可以說是 CP 值很高的檢查。

　　只要敲敲打打不到一分鐘，就可以大致了解病灶的位置，不僅可以跟醫師有良好的溝通，而且可以保護自己，達到良好醫病關係的互動。但相同的，學會這個檢查法，也絕對不是要用來挑戰醫師，反而造成緊張與無法互信的醫病關係，若是因而無法獲得好的醫療，反而得不償失。

　　最後，我們利用書中的圖表及口訣，把整個檢查的順序跟邏輯從頭到尾走一遍。

　　首先，人體整個神經系統分成四大區塊，分別是腦、頸、胸、腰四大區塊。每個區塊內都包含了「中樞神經系統」跟「周邊神經系統」，除腰椎以外。腰椎只有包含周邊神經系統。

　　然後，根據症狀發生的位置，定出是四大區塊中的哪一個區塊，也就是口訣中的**「腦臉頸手胸體腰下肢、腦頸胸腰比大小」**；再利用**檢查的手法「摳指刮腳，敲肘膝」**，來判斷出是「上運動神經元病灶」或是「下運動神經元病灶」。這時候，就

可以**定位問題**是出在哪個區塊中的「中樞神經系統」或「周邊神經系統」，也就是口訣中的「**上中下周心中明**」。

【啄木鳥檢查法】
摳指刮腳，敲肘膝，
腦臉頸手胸體腰下肢，
腦頸胸腰比大小，
上中下周心中明。

　　牢記這個口訣，再依書裡的心法，學會最基本的理學檢查，就能對自己或家人的症狀有初步的認識，及早就醫，提高治癒的機會。

						綜合判斷
房地產	神經系統	神經病灶	理學檢查	解剖位置	徵狀表現區域	疾病嚴重度
蛋黃區	中樞神經	上運動神經元	・深度肌腱反射檢查（DTR）增強 ・病理性神經反射陽性	腦	腦	嚴重
				頸	上肢	
				胸	軀幹	
蛋白區	周邊神經	下運動神經元	・深度肌腱反射檢查（DTR）減弱 ・病理性神經反射陰性	腰	下肢	較輕
				神經根	全身	

※ 局部代表只有一、兩個皮節感覺異常；廣泛代表某個皮節以下全部不正常。

國家圖書館出版品預行編目資料

神經痛治療法：啄木鳥檢查法／蔡東翰著.——二版.——臺中
市：晨星出版有限公司，2022.12
　　面；公分.——（健康百科；30）

　　ISBN 978-626-320-301-3（平裝）

　　1. CST：神經系統疾病

415.9　　　　　　　　　　　　　　　　　　111018024

健康百科 30

【最新修訂版】啄木鳥檢查法：
神經痛治療法

可至線上填回函！

作者	蔡東翰
文字協力	葉珮涵
主編	莊雅琦
編輯	洪　絹
插圖	腐貓君
校對	洪　絹、莊雅琦、葉珮涵
網路編輯	黃嘉儀
封面設計	王大可
美術編排	林姿秀

創辦人	陳銘民
發行所	晨星出版有限公司
	407台中市西屯區工業30路1號1樓
	TEL：04-23595820　FAX：04-23550581
	E-mail：service-taipei@morningstar.com.tw
	http://star.morningstar.com.tw
	行政院新聞局局版台業字第2500號
法律顧問	陳思成律師
初版	西元2016年10月10日
二版	西元2022年12月15日

讀者服務專線	TEL：02-23672044／04-23595819#230
讀者傳真專線	FAX：02-23635741／04-23595493
讀者專用信箱	service@morningstar.com.tw
網路書店	http://www.morningstar.com.tw
郵政劃撥	15060393（知己圖書股份有限公司）

印刷	上好印刷股份有限公司

定價 400 元
ISBN　978-626-320-301-3

All rights reserved.